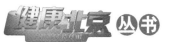

北京电视台《健康北京》栏目组／主编

Shouhu Shengmingzhiyuan

守护

生命之源

U0226488

经济管理出版社
ECONOMY & MANAGEMENT PUBLISHING HOUSE

贵州科技出版社
GUIZHOU SCIENCE AND TECHNOLOGY PUBLISHING HOUSE

图书在版编目（CIP）数据

守护生命之源 / 北京电视台《健康北京》栏目组主编 . —北京：经济管理出版社，2016.1
（健康北京丛书）

ISBN 978-7-5096-3417-2

Ⅰ. ①守… Ⅱ. ①北… Ⅲ . ①保健—基本知识 Ⅳ. ① R161

中国版本图书馆 CIP 数据核字 (2014) 第 229241 号

图书在版编目（CIP）数据

守护生命之源 / 北京电视台《健康北京》栏目组编 . —贵阳：贵州科技出版社，2016.1
（健康北京丛书）

ISBN 978-7-5532-0334-8

Ⅰ . ①守… Ⅱ . ①北… Ⅲ . ①保健 – 基本知识 Ⅳ . ① R161

中国版本图书馆 CIP 数据核字 (2014) 第 288262 号

策划编辑：杨雅琳
责任编辑：杨雅琳　侯春霞　梁植睿　张　慧　熊兴平
责任印制：黄章平
责任校对：陈　颖

出版发行：经济管理出版社
（北京市海淀区北蜂窝 8 号中雅大厦 A 座 11 层 100038）
网　　　址：www.E-mp.com.cn
电　　　话：（010）51915602
印　　　刷：北京文昌阁彩色印刷有限责任公司
经　　　销：新华书店
开　　　本：720mm×1000mm / 16
印　　　张：13.25
字　　　数：203 千字
版　　　次：2016 年 3 月第 1 版　2016 年 3 月第 1 次印刷
书　　　号：ISBN 978-7-5096-3417-2
定　　　价：48.00 元

健康北京丛书编委会

顾 问：

王彦峰　桑国卫　赵多佳　徐 滔

主 任：

张青阳　李小峰　杜 研

副主任：

宁文茹　陈 晔　施卫平　陈中颖　郭 颖　王 萌

委 员：

陆 平　赵 越　张晨曦　刘昭阳　徐梦白　武冠中

宋景硕　罗中苑　李梦瑶　阎成锴

专家介绍 ‖‖‖‖‖‖‖‖‖‖‖‖

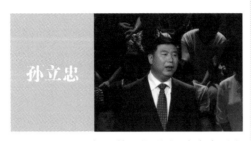

孙立忠

孙立忠，男，首都医科大学附属北京安贞医院院长助理，心脏外科中心主任，主任医师，心脏外科特需医疗科主任。现任北京市大血管疾病诊疗研究中心主任，博士研究生导师，首都医科大学心脏外科学系主任，享受国务院政府特殊津贴。中国医师协会心血管外科分会副会长兼全国大血管外科专业委员会主任委员，北京医师协会心血管外科专科医师分会会长，北京医学会心脏外科分会候任主任委员。2008 年被评为卫生部有突出贡献的中青年专家，2009 年获中国医师协会心血管外科医师奖（金刀奖），2011 年被评为北京市卫生系统领军人才，2011 年获吴阶平—保罗·杨森医学药学奖，2011 年获北京市"十百千"卫生人才"十"层次人选，2013 年获"北京学者"，2013 年"吴阶平医药创新奖"获得者，2015 年"使命计划""使命获得者"，发表论文 300 余篇，SCI 总分值 100 余分，参编著作 10 部，主编主动脉外科学一部。承担主动脉外科方面的研究课题 20 项，获专利 12 项，获国家科技进步奖 3 项、省部级奖 7 项。是我国第一位在国际上进行主动脉手术方面学术报告、发表论文和手术演示的医生，是国内唯一主办主动脉外科专题学术会议和临床技术培训班的专家，国内开展主动脉手术的医生几乎全部参加过他主办的学术会议或培训班，并应用他研制的材料、创新的技术和手术方法，他的孙氏手术已经被推广到南

美洲。他的团队每年治疗主动脉夹层 1000 余例，是全球单中心完成主动脉夹层治疗数量最多、质量最好的团队。首创主动脉弓替换加支架象鼻手术（孙氏手术）：自主研发的术中支架人工血管和输送装置获国家发明专利并实现了产业化，应用该装置创立孙氏手术，开创了我国主动脉疾病治疗的新领域。全国已开展手术近 10000 例，并在南美洲开展手术 100 余例。改良胸腹主动脉替换术和全主动脉替换术：这是主动脉外科最复杂、最困难的手术，是主动脉外科团队整体高水平的体现，是达到世界高精尖水平的标志。创新右腋动脉插管体外循环选择性脑灌注技术：使术后神经系统并发症由 18% 下降到 5% 以下，降低了术后死亡率，该技术已广泛推广应用，成为常规技术，推动了全国主动脉外科的发展。

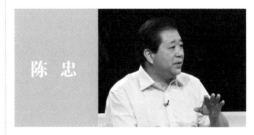

陈 忠

陈忠，男，主任医师，教授，博士生导师。现任首都医科大学附属北京安贞医院血管外科主任。1984 年毕业于首都医科大学，同年被分配到北京安贞医院工作。现已从事血管外科专业30 余年。先后从师于我国著名血管外科专家汪忠镐院士和吴庆华教授。有深厚的血管外科临床基础和实践经验。1998 年曾赴当时国际一流的德国杜伊斯堡圣约翰医院及纽伦堡公立医院血管外科进修学习并进行学术交流。擅长各种血管外科疾病的诊断、开放手术治疗与腔内治疗，在血管腔内技术和开放手术相结合，治疗血管疾病方面有较深造诣，受到广大患者的广泛赞誉。主要诊疗疾病包括：主动脉疾病（胸主动脉瘤、腹主动脉瘤、主动脉夹层动脉瘤、

主动脉缩窄等）；头臂血管病变（颈动脉、椎动脉、锁骨下动脉及无名动脉狭窄、闭塞病变、颈动脉瘤、锁骨下动脉瘤、颈动脉体瘤等）；各种类型大动脉炎（头臂动脉型、肾动脉型、主动脉型和混合型大动脉炎）；各种类型的肢体缺血疾病（主髂动脉、股腘动脉、膝下动脉的狭窄和闭塞；腋动脉、肱动脉、尺桡动脉等）；内脏器官动脉病变（肾动脉、肠系膜动脉腹腔干动脉狭窄与闭塞、内脏器官动脉瘤等）；各种类型周围动脉瘤；布加氏综合征；各种累及血管的肿瘤；深静脉血栓与肺栓塞；下肢静脉瓣膜功能不全等。

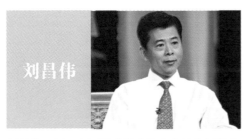

刘昌伟，男，中国医学科学院北京协和医院血管外科主任，主任医师，教授，博士生导师，血管外科首席专家、学科带头人；兼任中华医学会外科学分会血管外科学组副组长；中国医师协会外科学分会血管外科医师委员会副主任委员；北京医师协会血管外科专科医师分会会长；北京医师协会血管与腔内血管外科专家委员会主任委员；中国医疗保健国际交流促进会血管外科专业委员会主任委员；中华医学会医疗事故鉴定专家组专家；国家卫生计生委药监局评审专家；国家卫生计生委和北京市卫生计生委科普专家；美国 *Annals of Vascular Surgery* 副主编，《中国微创外科杂志》副主编，《中国血管外科杂志（电子版）》副主编，多家期刊编委；美国血管外科学会会员。在腹主动脉瘤、急性主动脉夹层、颈动脉狭窄、下肢动脉硬化闭塞症等血管疾病的外科手术和微创介入治疗方面技术娴熟，具有丰富的临床经验，取得了很好的临床治疗效果；获得国家自然基金、北京自然基金、首都发现基金多项国家和地方科研基金项目，多次获得奖项，先后发表论文近100 余篇。

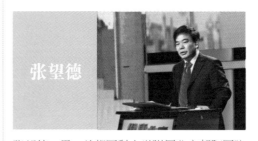

张望德

张望德，男，首都医科大学附属北京朝阳医院血管外科主任，主任医师，教授，研究生导师，国家卫生计生委临床医学科普专家，中华医学会专家，多家期刊编委及审稿专家。毕业于我国著名医学学府——武汉同济医科大学（现为华中科技大学同济医学院），现任首都医科大学血管外科学系副主任，中国微循环学会血管疾病专业委员会副主任委员、中华医学会北京血管外科专业委员会委员、国际血管联盟中国分会糖尿病足专业委员会常委、中华医学工程学会血管外科与组织工程专业委员会委员、北京市"阳光长城"慢病防治微博科普专家。长期从事外科临床工作，曾在德国、美国、意大利等地学习交流，国内十余省市数十家医院指导开展血管外科手术、会诊或讲学。主治周围血管外科疾病，擅长 Trivex 微创刨削治疗下肢浅静脉曲张，在下肢动脉硬化闭塞症、糖尿病足、动脉栓塞、脉管炎、颈动脉硬化狭窄、锁骨下动脉窃血综合征、腹主动脉瘤、主动脉夹层、布加氏综合征、深静脉血栓的药物、手术和介入治疗方面有丰富的经验。在《中华医学杂志》、《中华外科杂志》、《中华普通外科杂志》等核心期刊发表论文数十篇，副主编《临床心血管综合征学》、《血管外科诊疗与风险防范》。

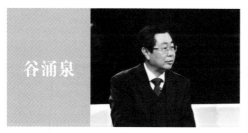

谷涌泉

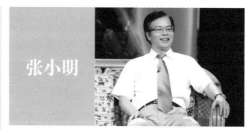

张小明

谷涌泉，男，医学博士，主任医师，教授，博士研究生导师。现任首都医科大学血管外科研究所副所长、首都医科大学血管外科学系副主任、首都医科大学宣武医院血管外科主任。国际脉管联盟副主任及候任主席，中华医学会再生医学会分会副主任委员，中华医学会医学工程学分会干细胞工程专业委员会主任委员，中华医学会医学工程学分会组织工程专业委员会主任委员，中华医学会外科分会血管外科学组委员，北京市血管外科学分会常委，中国医院协会MTA常委，中国生物医学工程学会组织工程与再生医学分会副主任委员。中国老年学学会老年医学委员会血管专家委员会主任委员。国际血管盟中国分会主席及糖尿病足专业委员会主任委员。同时兼任 *International Angiology* 杂志专家编委，《中华细胞与干细胞电子杂志》副主编，担任多家期刊的编委、特邀编委和审稿人。近年来，曾经承担国家863计划、北京市科委重大专项、国家自然科学基金、北京市自然科学基金、北京市优秀人才基金以及首都医学发展基金等多项科研工作。是北京市卫生系统高层次人才。目前承担国家863计划等多项研究课题。荣获部级科技进步一等奖1项，二、三等奖各2项。参加专著编写16部，并主编8部，在国内外发表论文150余篇。

张小明，男，北京大学人民医院血管外科主任，教授，主任医师，博士生导师。已经培养硕士研究生7名，博士研究生近30名。社会职位：中国外科医师分会血管外科医师委员会候任主任委员，中国医疗保健国家交流促进会血管外科专业委员会副主任委员，中国微循环学会血管外科专业委员会副主任委员，中国医师协会介入医师分会常委兼大血管专业委员会副主任委员，中国老年医学会血管外科分会副主任委员，海峡两岸医学交流协会血管外科专业委员会常委，北京医师协会血管外科分会副主任委员，中华生物医学工程学会血管及工程分会委员，亚洲血管外科学会会员，国际布加氏综合征学会会员。中华普通外科杂志编委，中华外科杂志特约编委，中华生物医学工程杂志编委，中国民康医学杂志编委，中国血管外科杂志（电子版）编委，实用医院临床杂志编委，当代介入医学电子杂志编委，中华老年多器官疾病杂志编委，北京大学心血管外科系副主任，中国布加综合征研究会副主席，北京军区总医院血管外科名誉主任，北大国际医院血管外科主任。获国家自然科学基金2项，"十一五"支撑计划一项，首都发展基金，博士点基金，获国家专利6项，已发表学术论文150余篇，主编书稿2部，主译书稿2部，参与编写书稿约20余章节。

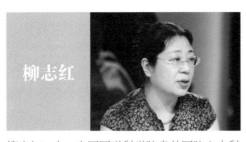

柳志红

柳志红，女，中国医学科学院阜外医院心内科主任医师，教授。协和医科大学临床医学博士，博士研究生导师，阜外医院党委委员，内科党总支部书记，肺血管病科主任。现任国际肺血管研究院资深会员（fellow），中央保健会诊专家，海峡两岸医药卫生交流协会心血管分会委员，中国医师协会心血管内科医师分会委员，中国医师协会睡眠医学专家委员会委员，中国女医师协会临床学组组长，中华医学会心血管病学会肺血管病学组成员，教育部医学教育临床教学研究中心委员，中华医学百科全书心血管病学分卷编委，中国医学科学院阜外心血管病医院教育委员会委员，感染管理委员会委员，国家自然基金评审专家，国家教育部留学回国人员科研启动基金评审专家，863计划专家库专家，教育部科技奖励评审专家，国家卫生计生委专科医师培训基地评审专家，北京市专科医师培训专家，首都医学发展基金项目评审专家，北京市劳动能力鉴定委员会医疗卫生专家，北京市医学会医疗事故技术鉴定专家，北京市医疗保障评审专家，北京市发明专利奖评审专家，多家期刊编委、通讯编委及特邀审稿人等职。在国内率先开展并报道了Amplatz血栓消融器治疗大面积肺栓塞的临床应用，疗效显著。此后又牵头开展了经皮肺动脉腔内成形术（肺栓塞、炎性肺动脉狭窄及肿瘤压迫等所致肺动脉狭窄的球囊扩张和或支架植入），取得了满意效果。发表论文230余篇，著书3部（《肺动脉栓塞》，主编，科学出版社，北京），参与著书近30部。

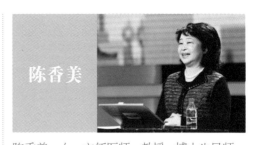

陈香美

陈香美，女，主任医师，教授，博士生导师，中国工程院院士。肾脏疾病国家重点实验室主任、国家慢性肾病临床医学研究中心主任、解放军肾脏病研究所所长，担任中华医学会常务理事、中华肾脏病学会前任主任委员、中国医师协会肾脏内科医师分会会长、北京医学会肾脏病学分会主任委员、中国中西医结合学会会长、中国中西医结合学会肾脏疾病专业委员会主任委员、中国人民解放军第九届医学科学技术委员会副主任委员、中国人民解放军血液净化治疗学会主任委员、国家肾脏学专业医疗质量控制中心主任、国家药品评审专家、中央保健委员会专家，是我国著名的临床肾脏病专家。主持或参加20余项国内外前瞻性多中心临床试验或专家共识的制定，两次担任"973"衰老项目首席科学家、"十二五"科技支撑计划首席专家、国家自然科学基金"创新研究群体"和解放军"科技创新群体"学术带头人。长期致力于以IgA肾病为主的慢性肾脏病和老年性肾病的基础和临床研究。在慢性进展性肾病炎症与硬化细胞分子机理及临床意义、IgA肾病凝血纤溶与细胞外基质代谢异常的机制及防治、调控肾脏细胞衰老的机制及保护措施的研究方面，取得了创新性成果。先后参加了汶川地震、玉树地震、芦山地震和鲁甸地震的危重伤员的抢救工作，引领我国地震挤压综合征急性肾损伤的救治。作为肾脏病领域唯一的"国家肾病学医疗质量管理与控制中心"主任，组织建立了覆盖全国的肾病学专业医疗质量管理与控制网络体系，开发了国际上诊疗信息最完整的全国血液净化病例信息登记系统。编写《腹膜透析标准操作规程》和《实用腹膜透析操作教程》，加速了腹透产品国产化进程，推动了全国腹透技术整体提高，显著降低了医疗费用。发表学术论文1000余篇。获何梁何利奖、国家科技进步二等奖4项、国家创新团队奖（相当于国家科技进步一等奖）。

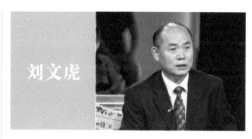

刘文虎，男，中华肾脏病专业委员会常委，北京市血液净化质量控制与改进中心主任，首都医科大学肾病学系主任，北京友谊医院肾内科主任，医学博士，教授，主任医师，博士生导师，院先进个人。兼任北京市中西医结合肾脏病学会委员，北京市血液透析质量控制与改进中心专家组成员，多家期刊常务编委或编委。擅长血液透析、腹膜透析，各种疑难肾小球疾病的诊断与治疗。

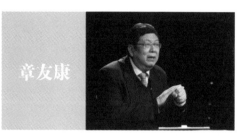

章友康，男，北京大学第一医院肾内科教授，博士生导师，享受国家特殊津贴。曾任中国医院协会副会长兼学术培训部主任、中华医学会北京肾脏病学会主任委员，中华医学会肾脏病分会副主任委员等职。1968年毕业于上海第二医学院医疗系，1979年起从事肾脏内科临床和科研工作，擅长对肾脏疾病，特别是肾小球疾病的临床病理诊断和治疗，对血尿的诊断及鉴别诊断。主要研究方向为肾小球肾炎发病机理。1988年及1994年曾两次作为高访学者赴澳大利亚及美国进修学习。1985年至今国内外期刊发表论文250余篇，作为主编、副主编和编者参与25部专著的编写工作。1991年获国家教委和国务院学位委员会颁发的"有突出贡献的中国博士学位获得者"。1986年以来共获国家级、部委级科技成果奖六项（排名前1~3名）。作为项目负责人自1990年以来共曾承担部委级科研项目六项。现担任临床肾脏病杂志、中华临床医师杂志（电子版）、中华肾病研究电子杂志、北京大学学报（医学版）、肾脏病与透析肾移植杂志、中国新药杂志、中华医学杂志(英文版)、北京医学等国内核心期刊的副主委、常务编委、编委及特约审稿人。

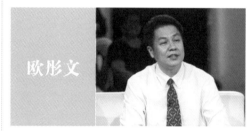

欧彤文，男，毕业于首都医科大学，医学博士。现任首都医科大学宣武医院泌尿外科主任，主任医师，教授，博士研究生导师。兼任中国腔镜医师学会委员，中华医学会北京泌尿外科分会委员，中国医师学会北京泌尿外科分会委员，首都医科大学泌尿学系副主任，中华医学会医疗鉴定专家。毕业后一直从事临床一线工作，临床基本功扎实，手术技术全面，在泌尿外科肿瘤及微创治疗方面积累了较多经验。擅长完成腹腔镜下前列腺癌根治性切除、膀胱全切、疑难肾部分切除、腔静脉瘤栓切取等各种微创手术操作。科研意识较强，曾主持及协作完成多项省部级科研课题，在国内外知名医学杂志发表包括SCI论文在内学术论文数十篇。曾作为访问学者，在美国麻省总医院、日本川崎医科大学泌尿外科等进行临床学习，接受了较为系统的腔镜手术训练。

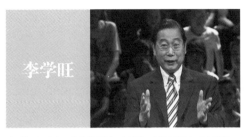

李学旺，男，主任医师，教授，博士研究生导师，曾任中国医学科学院北京协和医院肾内科副主任、主任，北京协和医院血液净化中心主任，内科学系副主任，北京协和医院常务副院长。学术兼职：中国医师协会理事，肾脏内科医师分会会长，中华医学会肾脏内科分会第五、第六、第七届常委、秘书及第七届副主任委员。中国医院协会理事，医疗质量管理专业委员会主任委员，曾任卫生部标准委员会委员，医疗机构标准委员会主任委员、北京协和医院学术委员会委员，中国医学科学院学术委员会委员。《中华肾脏病杂志》、《临床肾脏病杂志》副主编，《国际血液净化、移植杂志（中文）》主编，多家期刊编委。擅长于原发、继发肾小球疾病，肾血管疾病及急、慢性肾衰竭的诊断及治疗，在肾炎、肾功能衰竭、血液净化及肾移植等各肾脏病领域，尤其在肾病综合征、IgA肾病、狼疮性肾炎及肾移植排异的免疫抑制治疗等方面都有独到的研究。对于临床疑难杂症、重症，常能删繁就简，给出明确的诊断和行之有效的治疗，深受广大患者的信赖。

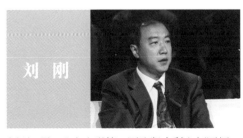

刘刚，男，北京大学第一医院肾内科主任医师、

教授、博士生导师。现任北京大学第一医院内科副主任（分管教学）。1986～1992年就读于北京医科大学（现北京大学医学部）医学系，1995～1998年攻读临床医学博士，2004年8月至2006年4月作为国际肾脏病学会（ISN）Fellow在美国华盛顿大学医学中心病理系学习肾脏病理诊断及科研工作。2009年3～5月，在美国哈佛大学医学院附属Brigham Women Hospital，参观学习医学教育和临床工作管理。2006年以来担任国家执业医师资格考试肾脏专业命题专家组负责人、卫生计生委人才交流中心命题专家、北京市住院医师规范化培训委员会委员、北京大学医学部住院医师规范化培训委员会委员，以及多家国内核心期刊的编委及审稿人。近5年以责任作者在国际上发表文章10篇。主要工作领域：肾小球疾病、肾脏病理、临床医学教育。2013年6月受邀在国际肾脏病年会病理专场上作了"狼疮性肾炎"的主题讲座。组织并主持过五届全国肾脏病理研讨会及两届中日肾脏病理研讨会。

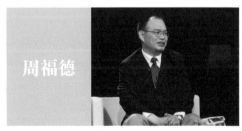

周福德，男，主任医师，医学博士，中共党员，北京大学共产党员标兵，北京大学第一医院肾内科副主任。主要从事各种原发性与继发性肾脏疾病、恶性高血压的诊断与治疗以及肾脏替代透析的应用与管理。参与王海燕教授主编的《肾脏病学》、《肾脏病临床概览》及《内科学》、刘力生教授主编的《高血压》、章友康教授等主编的《肾脏病临床与进展》以及钱家麒教授主编的《疑难泌尿系统疾病》等著作的部分章节的撰写。2010年获新疆生产建设兵团二等功及优秀援疆干部，2012 年获全国卫生系统创先争优活动先进个人，2014 年 8 月荣登中国好人榜（敬业奉献类）。

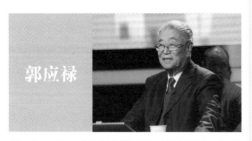

郭应禄

郭应禄，男，我国泌尿外科和男科学新一代学科带头人。中国工程院院士。现任北京大学第一医院名誉院长，北京大学泌尿外科研究所名誉所长，北京大学泌尿外科医师培训学院院长，北京大学男科病防治中心主任，国家泌尿、男生殖系肿瘤研究中心和国家卫生计生委泌尿、男生殖系肿瘤医疗中心主任，中国医师协会泌尿外科医师分会会长。主编了《肾移植》、《腔内泌尿外科学》等 32 部专著，发表论文 500 余篇。参与组建了国内第一个泌尿外科研究所、腔内泌尿外科和体外冲击波碎石学组、中华医学会男科学会、中国医师协会泌尿外科医师分会、北京大学泌尿外科专科医师培训学院、北京大学男科病防治中心、国家泌尿、男生殖系肿瘤研究中心和国家卫生计生委泌尿、男生殖系肿瘤医疗中心；启动泌尿外科“人才工程”和“将才工程”，培养了大批知识面广、工作能力强、素质好、有创新精神的泌尿外科专业骨干。

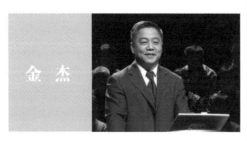

金杰

金杰，男，主任医师，教授，博士生导师。北京大学泌尿外科研究所所长，北京大学第一医

院泌尿外科副主任。擅长各种泌尿男科疾病的诊断与治疗。现任中华医学会男科学分会北京市委员、北京大学泌尿外科医师培训学院副院长。指导研究生 50 名，发表相关 SCI 学术论文 10 余篇。

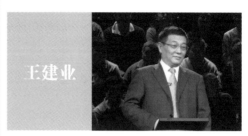

王建业

王建业，男，北京医院副院长，党委书记，泌尿外科主任医师，教授，医学博士，博士生导师。第十一届和第十二届全国政协委员。兼任中华医学会泌尿外科学专业委员会副主任委员、北京医学会泌尿外科学分会候任主任委员、中国医师学会泌尿外科专业委员会副会长、中华医学会老年医学专业委员会前任主任委员、《中华老年医学杂志》总编、《中华泌尿外科杂志》副总编等职务。擅长前列腺疾病、泌尿系肿瘤、前列腺增生、膀胱癌等手术。

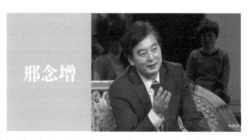

邢念增

邢念增，男，首都医科大学附属北京朝阳医院副院长，泌尿科主任医师，教授，博士研究生导师，医学博士，首都医科大学泌尿外科研究所常务副所长。北京市卫生系统泌尿外科学科带头人、国家卫生计生委泌尿外科内镜诊疗技术专家组副组长、中国医促会泌尿生殖委员会副主任委员、北京医学会泌尿外科分会副主任

委员、郭应禄泌尿外科发展基金会副理事长、中国医师协会泌尿外科分会肿瘤学组委员，中华腔镜泌尿外科杂志副总编辑、中华医学杂志等编委。从医 20 余年来，在泌尿系疾病的诊断与治疗方面积累了丰富的经验。擅长泌尿系肿瘤（包括肾上腺肿瘤、肾癌、膀胱癌、前列腺癌等）及结石（包括肾鹿角样结石等）的诊断及治疗，已有数千例腔镜手术经验。在膀胱癌根治原位新膀胱术、前列腺癌根治术、肾癌根治及腔静脉瘤栓取出术等复杂手术方面均有丰富的经验，处于国内领先水平。已受邀到国内几十家三甲医院帮助开展手术。

2005 年，随着人们对健康知识的关注，一档名为《祝你健康》的节目在北京电视台科教频道应运而生，栏目宗旨为"传播党和政府的医疗方针、传播科学医疗卫生知识、服务人民大众健康"。

2008 年奥运会在北京召开，《祝你健康》更名为《健康奥运 健康北京》，成为宣传"健康奥运 健康北京——全民健康活动"的权威平台，其影响力不断扩大。奥运会结束后，2009 年伊始，栏目正式更名为《健康北京》，北京市委宣传部决定将《健康北京》作为中国医药卫生事业发展基金会和北京电视台共同主办的专门向全市人民普及科学医疗卫生知识、服务人民的健康栏目，并成为《健康北京人——全民健康促进十年行动规划（2009～2018 年）》和《健康北京"十二五"发展建设规划》的宣传阵地。

从 2005 年到 2015 年这 10 年间，《健康北京》邀请医学专家、学者共计4520 人次，制作栏目 3285 期，成为全国公认的宣传健康知识的品牌栏目。栏目以丰富的实用性信息、权威的专家资源、专业的解读视角、多媒体手段的综合运用，成为国内健康节目的标杆。三甲医院的专家始终是《健康北京》栏目的主角，保证了栏目的权威性、科学性，为观众提供了学习健康知识的高端平台，成为观众喜爱的健康类栏目，在权威医疗资源和普通百姓之间搭建起互通的桥梁。

随着栏目的日渐丰富，信息含量越来越大，不断有观众在微博、微信上留言，或通过北京电视台热线平台咨询栏目传播的健康知识，为此栏目组决定将相关知识整理加工、提炼编辑成册。在制作过程中，发放调查问卷，了解百姓对健康的需求，在此基础上，完成"健康北京丛书"。本丛书精选了 2006 ~ 2014 年《健康北京》栏目播出的 238 位专家的精彩内容，其中，院士 5 人，院长、副院长 60 人，科室主任 102 人。丛书按照人体各大系统的疾病整理归类为 10 册，即可单独成册，又是一个完整的系列，内容既有日常栏目的患者故事，又有健康大课堂的专家讲解。将《健康北京》栏目多年资源进行整合，结合实际病例，概括出常见病及多发病的症状、检查、治疗、病因、预防，结合自测、鉴别，让读者对常见病有基本的了解，能做到正确判断、及早就医。为了方便读者了解每位专家的观点，丛书每册均按专家归类整理。

　　本书在编写过程中得到了众多医学专家的大力支持，在此表示由衷的感谢。如有疏漏之处，恳请广大读者批评指正，并希望大家在阅读过程中提出宝贵的意见和建议。

《健康北京》栏目组

2015 年 11 月

序言
preface

　　《健康北京》是北京电视台为筹备 2008 年北京奥运会于 2005 年开播的一个健康栏目，开播之初就作为宣传单位参加了在全市开展的"健康奥运 健康北京——全民健康活动"。历时近两年的健康促进活动，由于政府主导、社会组织推动、全民参与、新闻媒体大造舆论，成效显著，社会反响之大、影响之深，在北京是罕见的，不仅为成功举办奥运会创造了健康、安全、和谐的社会环境，同时也通过奥运会的成功举办，为北京乃至中华民族留下了一份宝贵的健康遗产，为北京全面建设健康城市开拓了道路。

　　为了继承和发扬"健康奥运、健康北京、全民健康促进活动"的经验，北京市政府决定，在十年内将北京建成拥有"一流健康环境、一流健康人群、一流服务"的国际性大都市，并于 2009 年制定和发表了《健康北京人——全民健康促进十年行动规划（2009～2018 年）》。2010 年，市委市政府在研究"十二五"经济社会发展规划时，作出了建设健康城市的决策，2011 年发表了《健康北京"十二五"发展建设规划》，在全国大城市中，第一个把健康城市建设列入经济社会发展规划。

　　为推动北京健康城市建设的发展，奥运会刚一结束，市委宣传部就决定将参加奥运会宣传的《健康北京》栏目由中国医药发展基金会和北京电视台主办，专门向人民群众宣传健康知识。《健康北京》是在筹备 2008 年奥运会和北京市推进健康城市建设发展的过程中产生的，同时它也是在这个过程中不断改革、创新和完善的。

　　《健康北京》开播十年来，栏目组的全体同志和北京地区的医学专家、学者，深入实际，调查研究，不断分析和掌握群众的健康需求，提高栏目的针对性和实效性。《健康北京》栏目拥有一支业务水平高、实践经验足、综合能力强的专家队伍，确保栏目内容的科学性、权威性和实用性。栏目组的同志精心设计专栏，创造赏心悦目的品牌栏目，经过多次改革将演播现场变成大课堂，讲课的专家、主持人、嘉宾、典型病例患者和现场观众一同登场，有问有答，生动活泼，使电视机前的观众身临其境，收视率名列前茅，并对全国各省市电视台开播健康类栏目起到了一定的启示作用。在国家一年一度的健康节目评比中，《健康北京》栏目屡获殊荣。

　　《健康北京》栏目开播十年，邀请专家学者4520余人次，制作节目3285期，收看人数据不完全统计为1.5亿人次以上，受到北京地区和全国观众的支持和喜爱，他们要求将节目内容编辑出版，惠及全国民众。这部即将与读者见面的《健康北京丛书》，就是应观众的要求出版的。一方面，这套丛书是《健康北京》的专家和栏目组全体同志十年辛勤劳动的智慧成果的汇集，也是向关心和支持栏目的各方领导和观众的感谢和汇报。另一方面，这套丛书的内容十分丰富，是一部普及医学知识的百科全书，对提高广大群众的健康素质具有重要的意义。

　　中共中央一贯重视人民的健康问题，在中共中央和国务院的领导下，我国的医疗改革取得了举世瞩目的成就，人民的健康水平不断提高，但我国人民的"看病难、看病贵"问题还没有完全解决，有些人对健康在国家经济社会建设中的重要地位和作用的认识不够深刻，我国人民的健康素质同发达国家人民相比还有相当大的差距。健康是生产力，做好普及科学健康知识工作，增强人民体质，把我国建设成人人健康、长寿的国家，是一项长期的任务，我们必须继续努力！

王彦峰

2015 年 8 月

目录
Contents

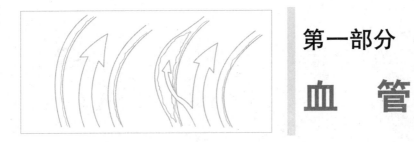

第一部分

血　管

第一章

"高压"下的隐患

讲解人：孙立忠
首都医科大学附属北京安贞医院院长助理、心脏外科中心主任、主任医师

* 主动脉夹层的疼痛与一般疼痛有何区别？
* 为什么高血压与主动脉夹层息息相关？

突发胸痛、呼吸困难，大多数人可能都会想到心脏病，第一时间吃硝酸甘油或速效救心丸来缓解。其实，这些症状还有可能是另一种疾病在作怪，那就是主动脉夹层。虽然和心脏病发作时的症状有相似之处，但是它们之间还是有很大的区别。那么主动脉夹层的症状是什么？它与心脏病之间的区别又是什么？首都医科大学附属北京安贞医院院长助理、心脏外科中心主任、主任医师孙立忠将为您解答。

* 主动脉夹层易发生误诊

主动脉夹层是指动脉血管内膜局部撕裂，受到强血液冲击，造成内膜剥离、扩展，使动脉内形成真、假两腔，会表现出撕裂般的疼痛，一般是在胸背部。这种疼痛往往不是很容易确定部位，所以患者疼痛的时候容易被误诊为急腹症，也有的被误诊为胸部的其他疾病，如最常见的是被误诊为冠心病。因为胸背部疼痛在临床上最常见的是三个方面的疾病：一是冠心病、心绞痛，这是大

主动脉夹层很容易发生误诊，可以从以下几个方面与其他疾病区别开：主动脉夹层发病突然，疼痛时间长，一般的止疼药很难缓解疼痛；其他疾病造成的疼痛，持续时间短，可以通过一般的止疼药缓解疼痛。

家比较熟悉的；二是主动脉夹层；三是肺部疾病，如肺栓塞或者急性气胸。这些病都会表现为胸部疼痛。

冠心病的疼痛相对不会持续很长时间，而主动脉夹层往往持续的时间比较长。其他原因的疼痛，药物治疗相对来说缓解的机会多一些，而主动脉夹层往往不容易被缓解。所以它疼痛的特点是程度比较重，持续时间比较长。

主动脉夹层有家族遗传倾向，因为高血压是导致主动脉夹层的一个主要因素，高血压往往有家族遗传性，如果家族里高血压的人多，那么发生主动脉夹层的机会就比别的家族要多，但是主动脉夹层本身不是遗传来的。

* 主动脉夹层首发症状一般都是剧烈疼痛

主动脉壁有三层结构，分别为内膜、中层和外膜，它的结构类似于自行车的车胎，内膜外有一层比较结实的中层，中层相当于车胎的外胎，内膜相当于内胎，正常情况下，主动脉壁还有一层外膜。在主动脉的结构中外膜起的作用不大，而内膜和中层对主动脉壁结构起的作用非常大。内膜一旦有了病变，不管是什么原因，使内膜破裂、撕裂，血液就会沿着内膜的撕裂口挤入内膜和中层之间，相当于自行车的内胎和外胎之间，内胎和外胎在正常情况下是贴在一起的，此时由于压力的作用就会撕开，所以患者发病的时候，就会表现出剧烈的撕裂样的疼痛，患者表述的疼痛程度，就是撕心裂肺一样的疼。这种疼痛又会使血压进一步增高，导致中层也发生破裂，相当于自行车的外胎破了，那么整个车胎也就爆掉了。

主动脉夹层的首发症状一般都是剧烈疼痛。最开始发病的时候，表现为剧烈的胸背部疼痛，可能还会沿着主动脉走行的方向放散，如有的向颈部、有的向下肢放散，这种疼痛往往持续时间比较长。临床上最常见的合并症是腹腔重要脏器的供血障碍，包括肝功能的损害、肾功能的损害，有个别的会表现为胃肠道的功能障碍。

主动脉夹层刚发病时，主动脉壁会出现水肿。大家都有体会，平时手上有割裂伤，一般不会马上出现水肿。因而，当夹层刚破裂，主动脉壁还没有明显水肿的时候，如果能够确

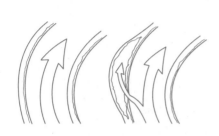

诊，则此刻是进行手术很好的时机，一般来说，几个小时以后，组织就会开始水肿，血管也会水肿，一旦水肿发生以后再去操作手术，在水肿的内膜上就很容易进一步发生撕裂，会有更大的危险，所以医生一般会等到水肿减轻一些，发病 10～14 天的这段时间，再考虑做外科治疗或介入治疗。

能够进行手术只是患者逃离死神的第一步，接下来其要面临的是人工覆膜支架植入术，这种手术是在 X 光下进行的一种微创手术，是让支架在导丝的引导下，从下肢的股动脉进入主动脉，最终到达血管破损处，将血管内膜破口覆盖，修复破损的血管。

预防主动脉夹层和所有主动脉疾病，不管有没有基础的主动脉疾病，原则都是控制血压，这是最基本的治疗。控制血压可以减少主动脉夹层的发生率，即使发生夹层，相对来说死亡率也会降低，所以控制高血压是预防主动脉夹层的一个最主要的措施。在这一点上，医生特别强调做体检，因为临床上遇到很多患者不知道自己有高血压。

第二章

身体里的"定时炸弹"

讲解人：孙立忠

首都医科大学附属北京安贞医院院长助理、心脏外科中心主任、主任医师

* 主动脉瘤到底是一种什么疾病？

* 主动脉瘤破裂有何危险？

* 主动脉瘤如何提早发现？

　　病情突发，危险随时降临，医生诊断，患者已走到了死亡边缘。为何其患者身体里隐藏着两颗"定时炸弹"，"炸弹"引爆，谁会是罪魁祸首？首都医科大学附属北京安贞医院院长助理、心脏外科中心主任、主任医师孙立忠为您解答。

* 患者体内的两颗"定时炸弹"

　　魏先生体内有两颗"定时炸弹"。一个是主动脉瘤，一旦发生破裂，会直接危及生命，之所以称之为炸弹，是因为它发病特别急，死亡率特别高；另一个是合并冠心病。

专家提示

　　这个患者和其他患者不一样的地方，是动脉瘤在主动脉根部。主动脉根部是心脏出口和主动脉相连的部位，这个部位有一个特别重要的结构，叫主动脉瓣，主动脉瓣是一个阀门样的结构，心脏射血首先要通过这里。如

果一个患者有了冠状动脉的病变，而且主动脉瓣这个阀门功能不好，就会导致冠状动脉供血的进一步下降，这和普通的冠心病患者不一样，其病变冠状动脉给心脏供血的能力要比正常时低很多。

* 拆除患者体内的"炸弹"

像上述案例中的情况，手术步骤要先进行冠状动脉搭桥，用患者自己的大隐静脉做搭桥材料，再切除主动脉根部的动脉瘤，替换成人造血管。手术要同时做，因为病变都是在一个部位，可以同时解决。如果只解决一个方面的问题，如前降支的病变，其实可以考虑放支架，因为单纯前降支病变支架的治疗效果也不错。但对于这个患者来说，因为有主动脉根部的动脉瘤，放置支架的技术难度很大，最主要的问题是在这个部位操作时，一旦动脉瘤破裂，就会导致生命危险。所以医生选择同时做冠状动脉搭桥和主动脉根部替换术。

主动脉瘤是一种非常严重的主动脉疾病，它最大的危害是动脉瘤破裂会危及患者的生命。第二个危害是因为胸腔里的空间是有限的，主动脉扩张到一定程度会导致周围脏器受压，所以在临床上有时会碰到因周围脏器受压而产生膈肌麻痹，出现呼吸困难；有的会压迫交感神经，出现相关综合征；也有的会压迫器官，如果压迫气管、食道，就会出现呼吸困难，或者吞咽困难。这些症状往往都是动脉瘤很巨大的时候才会发生，动脉瘤还不大的时候，它最主要是影响发生动脉瘤的部位，如果在主动脉根部，可能影响主动脉瓣，如果发生主动脉瓣关闭不全，就会出现心功能方面的问题，也有的患者会出现心律失常。其他部位的动脉瘤，可能仅仅表现为有主动脉瘤没有典型的病理特征，但如果压迫了脏器就可能出现声音嘶哑、呼吸困难、吞咽困难等症状，建议有高血压或动脉瘤家族史的人至少每年做一次体检。

冠心病是一种慢性进展性疾病，通过吃药可以缓解症状，但不能阻止疾病的发展，而改变生活方式对于缓解病情会有所帮助。

点胸闷，胸部不适，不一定有特别明确的症状。绝大多数动脉瘤在早期都不会被发现，往往在进行体检时才能发现，如做胸片或者彩超。

✳ 冠心病是一种慢性进展性疾病

冠心病本身是一个慢性的、进行性的疾病，不管采用什么手段，都不能够完全阻止它的进展，这是一个必然的规律。当冠状动脉狭窄到一定程度以后，临床上就会表现出明确的症状，如果某一支冠状动脉狭窄超过75%以上，那么它所供应的区域就会出现心肌缺血，临床上就会出现心绞痛，甚至是心肌梗死。

✳ 主动脉瘤的治疗办法

在体检前的两三个月，魏先生就感觉到身体有些异常。一走路、一运动就会腹胀，但是时间不太长，休息一下又恢复了。魏先生说，这种胀气是短时间的，每次过一会儿症状就消失了，所以一直以来都没有在意。到后来，不但爱胀气，连肩膀也开始不舒服了，睡觉翻身都很困难。对于这些症状，魏先生认为是因为自己太累，休息一下就好了，直到体检的那一天，他才知道自己的体内长了一个直径5.2厘米的主动脉瘤。

专家提示

魏先生的主动脉比正常人的主动脉要扩张很多。在主动脉根部的动脉瘤里，直径5.2厘米不算很粗，在临床上医生见过达10厘米的，不过这种情况很少见，因为扩张到这么大还不破裂，患者实在太幸运了。从理论上讲，主动脉根部动脉瘤直径超过5厘米就应该做手术，如果再合并主动脉瓣关闭不全，合并冠心病，就必须手术了。动脉瘤有两种治疗手段，其中最传统、最经典的是外科替换手术。也有一部分患者可以采用血管腔内覆膜支架植入的介入治疗方法，由于介入的治疗范围比较小，不可能适应所有患者。外科手术几乎所有的患者都可以用，只是创伤大一些，但是它的长期效果更好。

* 高血压是导致动脉瘤的重要原因之一

故事还得追溯到 1998 年的那个冬天，魏先生像往常一样在工地上检查材料，但是那天实在太冷了，他明显感觉到自己身体被冻坏了，到了第二天，嗓子就有点不舒服。到医院去做检查，结果很快出来了，医生说他得了高血压，要坚持服用降压药。但他始终没有认真吃药，被忽略的高血压在他身体中慢慢发展着。

专家提示

高血压有很多种发病原因，像魏先生的高血压来源于两个因素：一个是本身有高血压病；另一个是由于主动脉瓣关闭不全，心脏就会代偿地多向外射血，所以他的高血压往往表现得和普通人的高血压不一样。血压有收缩压和舒张压，收缩压高，舒张压也高，这是最常见的高血压。如果主动脉瓣关闭不全，就会表现为收缩压高，舒张压低，所以当年在他做检查的时候，医生判断他为高血压，可能是主动脉瓣关闭不全导致的收缩压高，舒张压当时并不一定很高。

天气寒冷，情绪紧张，这些因素都会导致血压的进一步升高。正常人在寒冷的时候，血压会增高，这是一种生理反应，高血压患者的这种反应更突出、更强烈。

高血糖、高血压、高血脂，是导致冠心病的最主要不良的生活习惯是导致高血压的主要因素，高血压又会引起冠心病、主动脉瘤等心血管疾病，所以控制血压刻不容缓。

的因素，它们是互相联系的，如很多人有高血压，可能同时合并有高血糖和高血脂。生活中还有很多其他因素可能会影响冠状动脉，如吸烟，吸烟是一个很重要的导致冠心病的因素。"三高"及早发现，及早治疗，是预防冠心病的主要措施。在日常生活中，增强体育锻炼、调整心态、正常合理饮食、控制体重、戒烟限酒、改变大便习惯等都有助于预防"三高"。高血压是不能治愈的，只能控制，而控制靠两条，第一靠医生的治疗，第二靠自己的调节。自己的调节主要是生活规律上的调节和饮食上的调节，只要能够把生活规律调节好，将血压用药物控制好，就不会出现主动脉瘤了。

第三章

比心肌梗死更要命的大血管病

讲解人．孙立忠
首都医科大学附属北京安贞医院院长助理、心脏外科中心主任、主任医师

* 主动脉疾病中最凶险的"炸弹"是什么？
* 主动脉夹层的最主要的原因是什么？
* 日常生活中该如何预防主动脉夹层？

在人的身体里，有一根血管是人体动脉的主干道，它一旦发生问题，就如同体内引爆了一个炸弹，危害无穷。这根关系到生死存亡的血管就是主动脉，而主动脉中最严重的疾病就是主动脉夹层。如何识别这种凶险的疾病？日常生活中该如何预防？首都医科大学附属北京安贞医院院长助理、心脏外科中心主任、主任医师孙立忠为您解答。

* 主动脉疾病的危害

2009年的一天，韩先生因为感到胸口剧烈疼痛而被紧急送往医院就诊。当时的韩先生坐卧不安，呼吸微弱，血压极低，医生在给他做了全面的检查后发现，他的主动脉已经濒临破裂，非常危险，直接威胁到了他的生命。

专家提示

主动脉俗称大血管，是指从心脏出口到双肢的分叉

部位的血管，整个形态像一个问号。它是人体输送营养最主要的管道，由主动脉发出的各个分支可以为各个脏器供血。主动脉是人体里最重要的血管，它一旦出现病变，很可能威胁人的生命。常见的主动脉疾病是主动脉瘤、主动脉夹层以及主动脉狭窄。

* 最凶险的主动脉疾病——主动脉夹层

主动脉夹层是主动脉疾病里最严重、最紧急的一类疾病，夹层破裂很容易导致死亡，对人的生命构成威胁。正常的人体动脉血管由内膜、中层和外膜三层结构组成。如果血液撕破了主动脉的内膜，血液冲击以后会使主动脉的内膜从中层上撕裂下来，从而形成一个主动脉的假腔，导致血液流到内膜和中层之间，变成一个两层结构，所以称为夹层。这种夹层最大的危害就是可能撕破中层，导致血管破裂。不管是在什么部位，只要主动脉破裂就像炸弹爆炸一样。当主动脉破裂后，几分钟的时间里血液就会流尽，人就会失去生命，即使紧急抢救也为时已晚。

* 主动脉夹层和冠心病的自我辨别方法

当主动脉内膜破裂的时候，患者会有剧烈胸痛的症状，但这种疼痛与冠心病的疼痛有区别。虽然主动脉夹层与冠心病都是突然剧烈的胸痛，但是主动脉夹层疼痛的剧烈程度要比冠心病更严重。冠心病一般通过药物治疗很容易缓解，也很少出现疼痛超过半个小时的现象。而主动脉夹层的疼痛持续时间更长，疼痛更剧烈，疼痛的程度可以导致神经源性的休克。夹层用药的效果也往往没有冠心病那么好，冠心病通过含服硝酸甘油等扩血管药物以后，疼痛很快就能缓解，但是夹层往往需要吗啡类的止疼药才能缓解疼痛。

另外，冠心病的疼痛向左上肢放射是最常见的，但主动脉夹层最开始疼痛的部位是主动脉破裂的部位，之后会沿着主动脉的走行方向向两侧放散。

* 主动脉夹层突然发病后的治疗措施

第一，突然剧烈胸痛时，患者首先应选择最舒服的姿势就地休息。第二，由于患者大多是在非常生气、激动的时候发病，所以最主要的是要让患者安静下来，稳定情绪。第三，要尽早地和医务人员联系，尽快争取医务人员到场采取药物治疗。同时，如果有止痛药要赶紧为患者止痛，身边有氧气要赶紧为患者吸氧。最主要的药物治疗就是止痛和降压，可以使血管破裂的机会减少。

* 主动脉夹层的治疗方法

韩先生下午 3 点钟到达医院时病情还比较平稳，可过了两个小时，情况就突然恶化，全身发紫，高压只有 60 ～ 70 毫米汞柱。经过检查，韩先生的主动脉夹层已经破裂，但是幸运的是破口在心包腔内，这就给抢救争取了一些时间。医生抓紧一切时间治疗，终于将他的生命挽救了回来。

专家提示

传统上，主动脉夹层往往选择保守治疗，不做开刀手术。但 50% 的患者可能会在发病 24 小时之内死亡，80% 左右的患者会在发病以后一周内死亡，一年以后基本上所有的患者都会死亡。

主动脉夹层的手术难度要比其他手术的难度大，风险也大。例如胃部的手术，在手术完成后，胃部可以有充足的休息时间。但是血管不行，血管做完手术以后马上就得工作。这就对外科医生的技术提出了很高要求，也对材料提出了很高要求。

主动脉夹层严格意义上说有三种治疗方法：第一种方法是对症治疗。所谓对症治疗，就是高血压患者一定要想办法控制最基本的症状，即控制血压、止痛，而且降压治疗是长期的。第二种方法是开刀做手术，这种办法比较彻底，即把有病变的血管去掉，换成人造血管，这是最好的、切实有效的办法。第三种方法是用一种介入治疗的方法，通俗的说法叫放支架。如果有撕裂口的话就通过腿上的血管，把一个带支架的人造血管的膜送到破口部位，用膜把破口盖上。这样血液就不再进入假腔，就会减少破裂的机会。但并不是所有的患者都能够用介入治疗的办法，绝大多数患者还是要选择开刀做手术，把有病变的血管切掉，换成人造血管。

* 主动脉夹层的预防

主动脉夹层是一个非常凶险的疾病，但并不是不能治、不能防，只要大家重视就可以减少它的发生，因而及时预防与治疗会取得很好的效果。

从预防的角度，主要是对病因进行预防，如夹层的发生最主要的原因还是高血压和动脉硬化，在临床上很多人不太重视高血压和动脉硬化。由于预防主动脉疾病要从日常生活中做起，而不是等到它发病才去采取措施，所以在日常生活中要特别注意控制血压、血脂，这是预防主动脉疾病一个最基本的措施。另外，还要调整心态，不要特别紧张，特别激动，特别劳累。许多患者都是连续打麻将时间过长，过于激动，导致血压升高出现问题；另外一些患者是工作太紧张、太劳累，长时间的高血压没有得到控制而发病；还有一些患者是情绪激动引起的。对以上这些因素多加注意，对主动脉疾病的预防都有很重要的作用。

第四章

高血压"致瘤"隐患多

讲解人：孙立忠
首都医科大学附属北京安贞医院院长助理、心脏外科中心主任、主任医师

＊主动脉瘤有什么危害？

＊如何提早发现主动脉瘤？

＊什么原因导致了主动脉瘤？

这种疾病看似陌生，但却埋伏在我们身边。探寻病因，"三高"人群不得不防。首都医科大学附属北京安贞医院院长助理、心脏外科中心主任、主任医师孙立忠为您讲解主动脉瘤的防治守则。

＊主动脉瘤是常见的威胁生命的疾病

主动脉瘤是临床上比较常见的一种威胁人类生命的疾病。主动脉瘤不是主动脉上长了瘤子，而是主动脉直径的扩张，扩张到正常直径的 150% 以上就叫主动脉瘤。

＊定期体检可及时发现主动脉瘤

蔡先生两个月前突然感觉身体变差了，不仅胸口发闷，后背、腹部也都出现了疼痛，他以为这是心脏和肠胃出现了问题，找来药物服用了一段时间后，没有明显的好转，这才来到医院治疗。医生给他的身体做了一个全面的检查，胸片竟意外地发现，他的主动脉上竟然长

了一个直径达 10 厘米的动脉瘤。

专家提示

这位患者的主动脉瘤不是突然发生的，他有长期的动脉硬化和高血压病史，这次是因为胸背部疼痛，到医院检查才发现了主动脉瘤。其实主动脉瘤在他体内已经长了很长时间，所以医生特别强调要定期做体检。像这位患者一照胸片，马上就能发现他的胸部已经有异常的东西了，做个 CT 就能确诊。所以有高血压、动脉硬化的人怎么确定到底有没有血管方面的问题？会不会得主动脉瘤？就是要经常到医院做检查。比较简单的检查就是做 B 超，它能够看到全身的血管。

也有专门做血管的 B 超，从主动脉根部到髂动脉都能看得很清楚，而且不是创伤性的检查，没有什么痛苦，可重复性很强，每年去做检查也没有关系，因此有高血压、动脉硬化或者有此类家族史的人都要去做检查。

* 主动脉瘤的症状

一般来说，小的主动脉瘤多数是没有症状的，不像主动脉夹层，夹层一定会有胸痛的历史，而绝大多数主动脉瘤在临床上没有什么表现，只有在发展到一定程度以后，对周围脏器有压迫时才会有症状。有的患者是以声音嘶哑、呼吸困难或者吞咽困难为症状。患者之所以会胸背部疼痛、胸闷，主要是因为主动脉瘤把周围脏器的空间占用了，把别的脏器推到不应该去的位置，别的脏器就会不舒服。对脏器的压迫而导致的疼痛往往不像夹层那么剧烈，用一些药物就能够控制。

主动脉瘤的形成有时患者是没有感觉的，所以，建议患有高血压、动脉硬化的人群定期做血管超声检查，及早发现主动脉瘤。

一般来说，小的主动脉瘤多数没有症状，只有当动脉瘤体积变大时，才会压迫到周围脏器而使人体产生相应症状。

* 主动脉扩张导致的真性动脉瘤

真性动脉瘤是指主动脉壁就像吹气球一样向外扩张。可以将血管理解为一个管道，由于腔内压力增加，管道就会向外扩张。后天的动脉硬化和高血压也会导致主动脉向外扩张，扩张到直径超过正常的 150% 就可以诊断为主动脉瘤。主动脉瘤最大的危害是它可能会破裂，就如同车胎一样，如果车胎腔内的压力太高，它就会向外膨胀，某一个部位薄弱就会破裂，从而会爆胎。对于人来说，主动脉破裂就可能会导致死亡。

* 外伤导致的假性动脉瘤

导致假性动脉瘤最常见的是外伤。例如，发生车祸后，导致死亡的第一因素是心、肺和血管的损伤，而其他脏器损伤、骨折，甚至脑损伤都不至于马上出现生命危险。

英国前王妃戴安娜的死亡就是因为外伤导致肺动脉破裂，形成假性动脉瘤造成的。后背痛、胸痛是临床上非常常见的症状，但不要因为后背疼就想到是不是患了主动脉疾病，毕竟主动脉疾病发生的比例很小。但是有过特殊情况的要特别注意，如有过外伤，现在发现有症状，那就一定要去做检查。还有就是有主动脉疾病发病基础的，如自己家里长辈或者兄弟姐妹有过主动脉疾病，本人就可能有发生主动脉疾病的高危因素，更常见的就是高血压、动脉硬化，如果本人有高血压和动脉硬化，而且还有背痛、胸痛这些症状，就应该特别重视。

* 主动脉家族遗传病——马凡氏综合征

马凡氏综合征是主动脉疾病的发病原因之一。马凡马凡氏综合征是主动脉疾病的一种发病原因，它是一种先天遗传性结缔组织疾病，患者有以下显著特征：①身材瘦长；②臂展大于身高；③高度近视。有以上症状者要尽早去医院检查。

氏综合征导致主动脉病变的原因是先天的主动脉发育不良。运动员中这种病的发生率比较高，因为马凡氏综合征的患者大部分四肢修长，手指比正常人的手指长了很多，这是比较有特点的，也是家族遗传性的。孙立忠教授见过最小的马凡氏综合征患者 4 岁就发病了，但是绝大多数人应该是在 40 岁左右发病，越早发病，说明主动脉壁结构越不好，预后越差。有的患者全身的主动脉都可能需要换掉。这种病不做手术会有生命危险，在孙立忠教授做过的手术中，有 23 例患者是一次性把从主动脉根部到两个髂动脉的血管全部换掉，也有的人分两次、三次把主动脉换掉。

马凡氏综合征患者的外观有点特殊，这些人的第一个特点是瘦，胖人几乎不得这种病；第二个特点就是高，身高臂长，所以运动员中患此病者很多，像海曼、朱刚都有这个特点。

第五章

血管中的"活火山"

讲解人：陈忠
首都医科大学附属北京安贞医院血管外科主任、主任医师

* 什么是腹主动脉瘤？
* 腹主动脉瘤是否可以选用微创治疗？
* 哪些是引起腹主动脉瘤的主要元凶？

一次常规体检，揪出了暗藏体内的"定时炸弹"。神秘病魔侵袭，生命能否涉险过关。追寻病因，竟是生活细节出现了问题。首都医科大学附属北京安贞医院血管外科主任、主任医师陈忠帮您寻找血管中的"活火山"。

* 何谓血管中的"活火山"

心脏的疾病多少会有些先兆，但是大部分腹主动脉瘤是没有任何先兆的，所以才把它称为"活火山"，一旦发生就不可收拾。为什么把动脉瘤称为"活火山"呢？正常人的血管内流动的都是血液，尤其是动脉里，流的都是高压血，假如平常的动脉相当于畅通的管道，一旦由于内部压力增加，血管壁受损伤，可能就会形成一个血管壁向外的膨隆。血管瘤不同于实质性的肿瘤，实质性肿瘤里面是完全实心的，血管瘤内部充满的都是血液，尤其是动脉瘤，它里面充满的都是高压血，也就是说，瘤体里面还是有高压血流在正常通过。当血管壁越来越

薄弱，压力越来越高，或者有大幅度的压力波动时，它就会因经受不住压力而破裂。

* 腹主动脉瘤的传统治疗方法

一般人提到瘤，总会跟肿瘤联系在一起。无论是腹主动脉瘤、胸主动脉瘤、颅内的动脉瘤或者夹层动脉瘤等，这些与血管相关的膨胀性的瘤，与实质性的肿瘤是完全不一样的，更不会是恶性的，所以不牵扯到转移、复制这一类的问题。

正常人腹主动脉的直径一般为 1.6～2.0 厘米。如果血压增高或者大幅度波动，造成整个血管腔的扩大，就形成了动脉瘤。动脉瘤在体内随时有可能会突然破裂，导致生命危险。最传统的治疗办法就是把腹部打开，切掉瘤子，之后再用一段人造血管缝合，这叫动脉瘤切除人工血管移植术。

* 腹主动脉瘤可选用创伤小的微创治疗

腹主动脉瘤可选用创伤小的微创治疗。但是微创治疗有一定限制，并不是所有的动脉瘤都能用微创治疗办法，利用该疗法必须得有一段相对正常的血管，才能把这个治疗完成。这是因为，这种微创治疗是从大腿根做两个切口，不开腹，把一个带金属支架的人造血管通过一套装置送到瘤腔里面，之后释放支架，让这个带支架的人造血管衬在动脉瘤里面，把高压血流跟动脉瘤腔隔绝。也就是说原来的手术是把瘤子去掉，再移植一段人造血管，使用微创疗法是瘤子不去掉，但是在瘤腔里面衬一个正常的血管，隔断了正常的血流对于瘤壁的冲击，也就避免了瘤体破裂的风险。

腹主动脉瘤的微创手术必须要有一段相对正常的血管才能进行。

* 腹主动脉瘤早中期没有症状

腹主动脉瘤早中期没有症状，绝大部分人都是在无意当中发现的。可能有些人比较瘦，能无意摸到跳动的肿块；在进行体检或者其他检查时，如做B超时，发现动脉增宽了。腹主动脉瘤风险大，一旦有症状了，往往都是晚期，比如晚期症状可能会有胀痛，或者剧烈的疼痛，或者有其他一些内脏的压迫症状，因为瘤体大到一定程度，可能会有肠管、输尿管，或者其他一些静脉压迫的症状，当出现这些症状时，都提示已经到了动脉瘤晚期。提醒大家在平常做体检时，要多检查一项血管，看看有没有动脉瘤的发生，因为它没有任何的先兆症状，一旦有了症状，一般都是晚期，所以一定要早发现、早治疗。

腹主动脉瘤早中期没有症状，一旦有了症状一般都是晚期，所以一定要早发现、早治疗。

* 多种原因引起腹主动脉瘤

动脉瘤是先天的还是后天的，要看长在什么部位。比如颅内动脉瘤大部分是先天性的，腹主动脉瘤百分之百是后天的。腹主动脉瘤绝大部分的病因是动脉粥样硬化。动脉粥样硬化可以造成狭窄性的病变，如可以导致冠心病、

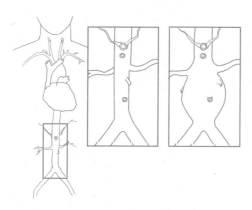

心脏血管狭窄、冠状动脉狭窄、颈动脉狭窄、大脑供血障碍。因为血管壁上的脂质沉积，导致血管壁增厚，血管腔逐渐狭窄，甚至于闭塞。另外，

它也可以引起血管扩张。由于这种动脉硬化导致血管壁薄弱，由于薄弱导致血管壁的局限性缺失，整个血腔随着压力的增加会膨胀，从而形成动脉瘤。这是动脉硬化一种病因引起的两种不同表现。

高血压对血管的膨出有非常重要的直接影响。一方面，动脉壁本身会有薄弱、破损或者不坚固的地方；另一方面，血管内腔向血管壁的扩张压力，如果比正常高，或者有严重的忽高忽低的情况，也会加快动脉瘤的发展。高血压是一个非常重要的危险因素，此外如情绪很容易激动、性子比较急、长年的慢性支气管炎、肺气肿、经常慢性咳嗽、增强胸腹腔压力、有习惯性的便秘、咳嗽、经常高声吵甚至于高声唱歌，这些都是增加胸腹腔压力的原因。对于正常人，这是不会有太大影响的，如果正好血管壁本身就比较薄弱，又有高血压，加上这些因素的影响，更容易形成动脉瘤，如果有动脉瘤的患者再有这些因素，就容易导致瘤体破裂。

* 三妙招控制高血压

现在高血压患者有一个误区，就是"是药三分毒"，能不吃药就不吃，能少吃就少吃，这不能说没有道理，只能说大部分并没有说对。现在的药物都严格做过独立药理实验，不能说对肝肾功能绝对没有一点影响，但是基本没什么影响。尤其像有高血压、心脏病这种比较严重的心血管疾病的患者，要严格按时定量服药。因为血压最怕的是忽高忽低，不能等血压高了才吃药，血压在相对平稳的范围之内对血管壁最安全，如果一会儿高，一会儿低，对血管壁是最不利的，比持续高还要危险。所以吃药是非常重要的。而且一旦有高血压，一定要严格按照医嘱规律地服药。现在降血压的药很多，并不一定便宜的就不好，也不一定贵的就好，因为每个人的情况不一样。高血压分好几类，控制高血压的药物必须根据自身的情况去调整，但是首先要保证血压通过药物维持在一个非常正常的水平才行，而且要经常进行自我监测，早晚各监测一次。有高血压的患者应该养成一个习惯，每天起床前先测一次血压，晚上临睡前再量一次。

高血压患者一定要严格按时定量服药，每天早晚监测血压。因为控制好血压是避免发生腹主动脉瘤最有效的办法之一。

第六章

离奇的头晕

讲解人：陈忠
首都医科大学附属北京安贞医院血管外科主任、主任医师

* 颈动脉狭窄是否会引发脑梗塞？

* 颈动脉狭窄应该如何治疗？

* 生活中如何预防颈动脉狭窄？

　　早起晨练，却突发意外；离奇的头晕，背后危机四伏。如何解除身体里的"定时炸弹"，防范危险发生？首都医科大学附属北京安贞医院血管外科主任、主任医师陈忠带您认识危险的头晕。

* 颈动脉狭窄 75% 以上易发生脑梗塞

　　2010 年 5 月，72 岁的邱先生像往常一样晨练，忽然感到看什么东西都是天旋地转，他赶忙休息了一会儿，可是头晕的感觉并没有消失，邱先生觉得可能是天气太热，中暑了，赶紧勉强回到家中。刚准备开电风扇的时候，就感觉浑身冒汗，还伴有恶心的感觉。他认为在床上躺躺就能好，就这样躺了三天，才终于缓过劲来。但是邱先生并不知道，这一切只是一个开始，可怕的梦魇正悄悄来到他的身边。两个月过去了，慢慢地，邱先生发现自己走路总是像踩在棉花上似的，一深一浅，而且经常性地头晕。虽然时间很短，也就 2 ~ 3 分钟，但是次数却越来越多。这不禁引起了他的注意，邱先生赶忙

来到医院进行全面检查，这一检查可检查出了大问题，邱先生的颈动脉有一侧已经严重狭窄，直径的狭窄率超过 90%，如果折算成面积的狭窄率，就会狭窄得更多，从截面看，几乎完全闭塞了。

专家提示

颈动脉严重狭窄意味着整个供应大脑的血运受到严重的影响，所以才会出现一系列脑缺血症状，包括邱先生的头晕，其实就是脑缺血的症状之一。发生脑卒中，可能是颅内血管的问题，当然也可能是颅外血管，也就是颈动脉的问题。在西方，大概有 70% 以上的人群发生脑梗塞是颈动脉的问题导致的，但是在东方，如我国，至少目前比例没有这么高，但是也接近 50%。颈动脉狭窄再严重一些可能就会出现一些更加明确的症状，如偏瘫、失语，甚至还可能危及生命。严重的脑缺血，往往颈动脉狭窄程度在 75% 以上。

颈动脉狭窄小于 50% 为轻度狭窄；50% ~ 75% 为中度狭窄；大于 75% 为重度狭窄。

* 颈动脉狭窄需按狭窄程度来治疗

医院的检查终于查明了邱先生头晕目眩的罪魁祸首——颈动脉狭窄。邱先生的两侧颈动脉都已经出现了狭窄，但是他的右侧颈动脉堵塞非常严重，已经达到了 90%，必须马上进行手术才能避免病情继续恶化。2010 年 9 月，邱先生被推进了手术室，经过 1 个半小时，手术终于顺利完成了。但是事情并没有结束，休养了半年之后，邱先生又进行了左侧颈动脉手术，这又是为什么呢？

专家提示

人的大脑是由颅骨包围的非常脆嫩的组织，因为在这里有骨性完全包裹，所以它的真正空间是有限的，如果同头晕往往是最普遍的一个现象。脑部有缺血时，表现出眩晕是很常见的。另外，眼睛黑蒙、视力减退、半身运动障碍、语言表达能力障碍、记忆力严重减退等，都有可能是脑缺血的表现。但头晕是一个典型的症状。

时把双侧都缺血的脑血管都改善的话，如同一块长期干旱的土地，突然一下给它浇灌太多的水，它会承受不了，甚至可能会因突然血流的灌注而导致脑水肿。由于颅腔体积是一定的，外边的骨性是无法改变容积的，这时候整个颅压的增高就有可能引起一系列的并发症，严重的还会发生脑疝。所以手术是不能同时做的，一般一次只能做一侧。

根据患者不同的情况应制定不同的治疗方案。邱先生的手术一侧是开刀，直接直视下把动脉硬化的斑块切除，让狭窄或者闭塞的血管重新畅通。另一侧用的是微创治疗，或者叫血管腔内治疗，也有人叫它介入治疗。它是用一个穿刺针，用导丝、导管到达病变部位，通过球囊扩张，放一个支架，把局部的狭窄病变解除。

* 疾病各异　头晕有别

有几种头晕有时候单纯从症状上很难区分到底是高血压引起的，还是脑缺血引起的，或者是颈椎病引起的，但有一些可供简单鉴别的方法。例如，颈椎病往往跟头部的转动有关系。比如扭脖子或者仰头时头晕，脖子如果保持静态不动则不头晕，这类头晕一般是颈椎病引起的。如果静止状态下也会头晕，则可能是高血压、脑缺血引起的。还有一种是小脑、耳蜗前庭功能障碍引起的，头晕时看任何物体都是天旋地转的。但是有时候单纯用语言形容很难，因为每个人的感受都会有差别。所以应通过医学的检查来鉴别到底是哪一种头晕。不要一想到头晕就认为是高血压或者是糖尿病导致的。糖尿病头晕往往伴随着出虚汗，而且神志很快会有一些严重的影响。低血糖的时候，人要是晕厥了，是叫不醒的。一过性就是自己能恢复，如平卧或者静止状态下休息一段时间，能推动自身的平衡和调节从而改善这种症状。脑缺血早期是一过性的，如果没有加以重视，等到晚期，可能会发生一些更严重的问题，有些是可逆的，有些是不可逆的神经缺血症状。当然，一过性脑缺血这种头晕，严重时也会意识不清。所以有些头晕单纯凭症状很难判定，除颈椎病跟转动脖子有确切关系，能够基本鉴别以外，其他的很容易混淆。

* 动脉硬化是引起颈动脉狭窄的元凶

医生告诉邱先生，颈动脉发生堵塞其实并不是短时间内形成的。在询问中，医生了解到，其实邱先生在没退休前，就曾被查出患有高血压和高血脂，但是因为他不愿意吃药，认为吃药伤身体，而且自己并没有感觉到什么不舒服，就没有把这些放在心上。那么这究竟是不是导致邱先生出现颈动脉狭窄的原因呢？

专家提示

动脉硬化是引起颈动脉狭窄的元凶。而高血脂、高血压、高血糖都是导致动脉硬化的元凶，另外，肥胖、吸烟、生活不规律、暴饮暴食、生活节奏过快、压力过大都可能会引起动脉硬化的加速发展，尤其是本身有高血脂，又有高血压的患者。因为持续的血流高压冲击对血管壁是有损伤的，这个损伤是日积月累的，起初不会表现得很明显，因此这个慢性的过程就容易被人忽视，觉得没有太大的影响，可以不吃药。包括高血脂，因为不会马上表现出它的危害，只有通过长年的累积，血管壁越来越厚，脂质沉着越来越多，导致血管窄到一定程度而影响血流才会有症状。如脑部血管有狭窄，影响脑血流；心脏冠脉狭窄，影响心肌血流；肢体血管狭窄，可能会影响肢体的血流；内脏血管狭窄，影响内脏的血流等，提高警惕，严格控制好自己的高危因素，就能避免动脉粥样硬化的产生。

都有可能会发生在不同的靶器官中，但是在早中期很难被发现，也不容易被患者重视。

* 生活中如何预防颈动脉狭窄

在生活中，应尽量避免暴饮暴食、吸烟、过度饮酒等，高节奏的生活频率也是不好的，日常饮食不可过多摄入脂肪。这些都是可以通过日常生活中自身的调节来得到改善的。比如多吃蔬菜水果，少吃动物内脏和脂肪，适当地增加一些有氧运动，包括散步、游泳、慢跑，或者其他运动项目。吃饭七八成饱就可以了，不要吃得过饱。

夏天有一个不利的因素，就是出汗多。严重狭窄的血管由于失水没有得到及时的补充，就会继发血栓，更容易在临界线上发生问题。老年人的血管脆性比较大，调节能力会差一些，忽冷忽热会导致血管的收缩严重改变，有时候也会诱发一些疾病。

* 体检对于颈动脉狭窄及早发现非常重要

超过 45 岁的人群每年要定期体检。现在包括颈动脉、腹主动脉等很多检查都已经逐渐被纳入体检的项目了。体检时一旦发现问题，大部分是早期，体现出来的就是动脉硬化斑块，有的是轻度狭窄，可能就只有 20% 或者30%，在这个时候预防性的用药是有效的，可以延缓整个疾病的发展速度。

第七章

沉重的左腿

讲解人：陈忠

首都医科大学附属北京安贞医院血管外科主任、主任医师

* 什么是下肢动脉硬化闭塞症？

* 患者如何自测下肢动脉是否发生异常？

* 糖尿病与下肢动脉硬化闭塞症有何关联？

　　荧屏上他演绎的人物活灵活现，生活中他却饱受疾病折磨。寻找病因，路途曲折多舛，到底怎样拯救疼痛的左腿？他该如何走过这艰苦的路程？首都医科大学附属北京安贞医院血管外科主任、主任医师陈忠教您如何做到人老腿不老。

* 下肢动脉硬化闭塞症

　　演员李先生，今年60岁。平时除了拍戏外，也喜欢打羽毛球。可是就在一次打羽毛球的时候，意外发生了，他感觉腿突然不能动了，而且怎么揉自己的腿都不管用。此后这样的情况不仅屡次发生，而且还彻底改变了李先生的生活。从那次以后，他的腿不仅疼，而且连走路都费劲。李先生带着难忍的疼痛，赶紧来到医院就诊。核磁共振结果显示，虽然他的颈椎和腰椎都不是特别好，但并没有出现压迫神经的情况，不足以导致李先生出现腿疼。在查体中，医生发现他的脚趾泛白，怀疑是另外一种疾病在作祟，于是建议他到血管科去看一下。血管

科接诊的医生马上对他进行了基本检查，为了更进一步地了解病情，医生对他进行了影像检查。结果显示，李先生的左腿动脉已经出现了严重的堵塞，被诊断为下肢动脉硬化闭塞症。

专家提示

　　李先生的下肢动脉闭塞是属于动脉粥样硬化的局部表现。动脉硬化是一个累及全身血管的疾病，如累及心脏会发生冠心病，累及脑血管或者颈动脉可能会导致脑血管病。但是如果累及腿上的血管，就是李先生患的下肢动脉硬化闭塞症。下肢动脉如果狭窄或者闭塞，根据堵塞的程度与病变累及的范围，会有一些不同的表现。早期可能就是感觉凉、麻，皮色会有轻微的改变，但是不会有太严重的后果，这时属于下肢缺血一期的表现。如果进一步发展可能就会出现间歇性跛行，即走了一段时间路以后，由于下肢缺血导致腿部的肌肉酸胀疼痛，根本不能再走，与运动过量的肌肉抽筋或者疼痛感觉类似，必须停下来休息几分钟，当症状缓过来后又能继续行走，走到同样的距离，同样的时间，又出现同样的症状，又必须被迫停下来，休息一段时间再走，这个循环往复的临床表现，称为间歇性跛行，这时已经发展为下肢缺血二期了。如果发展到三期，就是不走路都会疼，叫做静息痛。尤其是在晚上，疼痛会非常厉害，如果这期间还没有得到正确的救治，可能就会发展到四期，四期就会出现肌肉组织的缺血坏死，这已经到了非常严重的程度了，这时候再得不到治疗，结果就是截肢，甚至出现生命危险。

当下肢动脉硬化发展到三期时，一定要正确地救治，如果救治不及时发展到四期就可能面临截肢或者出现生命危险。

＊自测下肢动脉硬化闭塞症

　　人的动脉搏动在手腕处能摸到，中医号脉会触摸人的手腕，实际上这是最表浅的动脉之一，叫桡动脉。一般下肢缺血，医生首先要摸大腿根部的股动脉，还有脚上的足背动脉。足背动脉在脚面正中间有两根肌腱的沟槽里面，触摸时能够明显感觉到动脉的搏动。

摸脚面正中间的足背动脉时，如果搏动微弱或没有搏动，很可能出现下肢动脉硬化闭塞的情况，此时要到血管科做进一步的检查。

* 出现下肢动脉硬化闭塞的症状应及时检查

老百姓有句俗话叫"人老先老腿"，所以一般人腿脚不利索，或者腿有不舒服的症状时，往往首先觉得可能岁数大了，认为是一种很自然的规律性的退化。但实际上并不尽然，许多下肢的表现，如凉、麻、间歇性跛行、疼痛，这些症状跟很多疾病是有关系的，人们经常会想到的可能是腰腿痛、关节炎、椎管狭窄。但是现在一般被忽视的是血管疾患引起的症状。下肢动脉硬化闭塞引起的疼痛部位，跟骨科的疾患引起的疼痛部位是有一些区别的。比如下肢缺血的症状往往是在髋部，还有就是臀肌，以及大腿、小腿的肌肉群，它在区域的疼痛是明显的。但是一般的骨性疼痛更多集中在关节，无论膝关节、髋关节还是踝关节。如果是椎间盘突出、椎管狭窄压迫神经导致的疼痛，有时候很难通过部位来鉴别到底是骨科的问题，还是血管科的问题。建议有这些症状的人尽早去医院做一些最基本的检查。

除了简单触摸手法以外，应该到专业的科室做一些最基本的检查。

* 下肢动脉硬化闭塞症的手术治疗

动脉硬化造成的狭窄，可通过一个简单的导丝引入一个球囊，把狭窄的地方局部扩张开，之后在狭窄的地方做一个支架，从而能够减小它再狭窄或者再发生病变的可能性，使原来不通畅或者通畅欠佳的血管能够通畅。

* 糖尿病与下肢动脉硬化闭塞症息息相关

医生在问诊中告诉李先生，除了吸烟是导致他出现下肢动脉硬化闭塞的原因外，他的身体里还隐藏着一个巨大隐患，那就是糖尿病。正是因为糖尿病才让他的病情这么严重。但是李先生很奇怪，自己的血糖一直都很平稳，怎么还会和下肢动脉硬化闭塞挂上钩呢？

专家提示

糖尿病和下肢动脉硬化闭塞是有关联性的。动脉粥样硬化如果同时合并糖尿病，会加速整个病变的发展。糖尿病也会影响血管壁的结构，晚期发展到一定程度就会导致血管的狭窄和闭塞，所以动脉硬化与糖尿病两种病叠加，血管闭塞的速度就会更快。

* 如何预防下肢动脉闭塞

控制血糖很重要。如果血糖控制不好，糖尿病的发展会越来越重，而糖尿病本身就会加重下肢缺血。高血压、高血糖、高血脂、嗜烟、嗜酒、暴饮暴食等，都是相当不利的危险因素，这些都会加速动脉硬化的发展进程。

戒烟、限酒、多吃蔬菜水果、少吃动物内脏、适量增加运动、保持良好的心态、避免紧张和劳累等，这些都是很重要的内容，既能预防和治疗高血压、高血糖和高血脂，又是很好的预防动脉硬化的手段。另外，还有必要的抗血小板和抗凝药物的治疗。因为动脉硬化本身的预防被称为一级预防，如果已经有了动脉硬化，或者已经有了相应的靶器官症状，则防止它进一步加重或者进一步发展的预防被称为二级预防。二级预防更多的是靠药物，而一级预防更多的是靠对饮食习惯、日常生活节奏与生活规律的调整。

第八章

揪出爬在腿上的"蚯蚓"

讲解人：陈忠
首都医科大学附属北京安贞医院血管外科主任、主任医师

* 静脉曲张有哪些症状？

* 预防静脉曲张有哪些有效的锻炼方法？

* 如何打绷带预防静脉曲张？

空竹高手，如今遭遇疾病重创。酸麻胀痛，双腿是否给您频繁报警。首都医科大学附属北京安贞医院血管外科主任、主任医师陈忠帮您揪出爬在腿上的"蚯蚓"。

* 静脉曲张的症状

69 岁的程先生，在抖空竹的圈子里很有名气。退休已经九年了，他把大部分的时间都花在了抖空竹上。可是从 2010 年开始，他的腿就出现了一些不舒服的症状。开始，程先生自己买了些内服外敷的药，用了一段时间后，他感觉双腿的肿胀并没有消失，反而连走路都出现了问题。如今，程先生只能待在家里，多年来练就的抖空竹绝活也不得不放下了。就在程先生感觉腿越来越疼痛的时候，一次偶然的机会，他发现自己的腿上竟然爬满了"蚯蚓"。面对意想不到的状况，程先生终于意识到了问题的严重性。他马上来到医院，医生一看就判定程先生患上了静脉曲张。在询问中，医生还了解到，其实程先生早就已经出现了一些症状，如开始的时候，他总感觉双

腿有一些痒，慢慢地腿上看起来总是像洗不干净似的。

专家提示

静脉曲张会导致疼痛，但在早期不太容易引起人们的重视，因为它没有太明显的症状，可能仅仅就是一些团块样的改变。正常人血管壁的瓣膜结构可以兜住血液不让它向下反流，血流只能从远心端向心脏回流，如果血管的瓣膜被破坏了，血液就会反流回腿上。由于重力的作用，血长时间地淤积在腿上，就会造成血管越来越粗，越来越长，形成曲张成团的血管。如果到了中晚期，可能就会引起肿胀、酸胀、沉重，再发展有可能会引起疼痛，尤其是在长时间站立或者行走的时候，所以一般人早上起来会轻一些，越到下午或者晚上症状就会越重，尤其是活动量多的时候就更明显。如果再进一步发展，有可能小腿的色素会沉着，也就是普通人说的颜色会发黑。如果还不注意的话，会出现瘙痒，万一碰破、抓破了，会出现经久不愈的溃疡。

* 静脉曲张的治疗

程先生被确诊为静脉曲张后，医生建议他进行手术治疗。2010年9月，程先生进行了手术，一个小时手术便顺利完成。半年后，他的腿不仅再也没有出现过什么不舒服的症状，而且在2011年春节期间他还参加了抖空竹的比赛，并且取得了非常不错的成绩。

专家提示

静脉曲张从治疗上讲，要区分它是中期的、晚期的还是早期的。早期可以通过简单的办法，如穿上弹力袜，打弹力绷带，就可以减慢静脉曲张的发展速度，甚至可

静脉曲张是由于血管壁的瓣膜损伤，血液回流不畅，从而造成血管曲张成团的症状。

以达到比较好的治疗效果。但是到了中晚期，比如像程先生这种比较严重的静脉曲张，往往需要通过手术解决。例如，可以做激光、射频、微创治疗。早期的静脉曲张患者做一些简单的治疗效果是比较好的，但是对于中晚期的静脉曲张，往往这些治疗的效果不理想，而且复发率比较高。

手术是通过一个很简单的办法，打一个小口，把很软的金属导丝，放入曲张的血管中，两头分别从小切口引出后，用一个小帽把它固定，把导丝两端都固定好以后，再用剥脱的办法，把整条血管去除。

* 静脉曲张有原发性和继发性之分

绝大部分的静脉曲张都是原发性的，继发性静脉曲张与原发性静脉曲张截然不同，其治疗手段也截然不同。原发性的静脉曲张通过手术治疗可以达到比较好的效果。如果是继发性的静脉曲张，单纯的手术切除不但不会有治疗的作用，反而会起到反作用，加重病情。继发性的静脉曲张一定要找病因，到底是由于腿内的血栓，还是由于腹腔内的肿瘤压迫，或者是由于下肢静脉堵塞导致整个下肢的压力增高，如果不解决上面的源头，只解决远端是没有效果的。

* 导致静脉曲张的原因多种多样

尽管现在程先生的身体已经恢复得很好了，但是他还在寻找着出现静脉曲张的原因。他看完网上五花八门的说法后自己总结出两个原因：一个是经常站立；还有一个就是自己年轻的时候练武术和踢球经常受伤。那么这两条真的是导致他出现静脉曲张的原因吗？

专家提示

　　自身血管的中层弹力纤维层或者结缔组织的疏松是导致静脉曲张的根本原因。但是这个原因一般是先天性因素决定的，并不是每个人都有，如果后天经常长时间的站立或者从事过重的体力劳动，这些就可能会加速病变。但是如果有先天性病变的因素，但后天诱因不多，也不一定很早就诱发静脉曲张或者发展到很严重的程度。静脉曲张与平时的工作有关，比如长时间站立的教师、售货员、理发师、外科医生等都是静脉曲张的多发人群。

　　静脉曲张跟外伤没有确切的关系，但静脉曲张有家族的聚集现象，如果家里直系亲属或者整个家族的族谱里有人得过静脉曲张，则本人患静脉曲张的概率明显增高。所以如果家族里有静脉曲张的患者，就应该提高警惕。

* 预防静脉曲张最有效的锻炼方法是什么

　　如果是久站的职业，在能够休息的条件下，尽可能把腿抬高，实际上就是通过重力的作用帮助血液回流，这样可以减轻症状，同时还可以减轻腿部的压力，减慢静脉曲张的发展速度。如果在站立的时候，做一些主动的腿部肌肉运动，如经常对腿部做蜷曲动作，做一些肌肉的收缩也可以帮助血液回流。

　　对于老年人，特别是高血压、心脏病患者，或者其他年老体衰的人群可能练武术、抖空竹有点困难，但是至少平卧的时候，脚下应垫上被子，或者柔软的枕头、衣物，让腿伸直，或抬高一定的角度。晚上坐着看电视，可以把腿放在软凳上，从而能够适当缓解血液淤积的状况。

如果是本身有基础病的老年患者，应该选择抬高腿的方法来缓解症状。

*弹力袜可以预防静脉曲张

随着科技的发展，出现了医用的弹力袜，专门治疗静脉曲张或者预防静脉曲张。跟女性常穿的长袜不一样，它由高弹的弹力纤维制成，最大的特点是压力从脚踝处渐次向上递减，也就是说越往脚的远端压力越高，越往上延伸，压力越小，这样才能保证血流从远端到近端有一个回流的过程。

医用弹力袜最大的特点就是压力从远端向近端递减，帮助血液回流，从而预防静脉曲张。

*如何打绷带来预防静脉曲张

打绷带要直接跟皮肤接触。绑扎从足部就开始，如果从踝开始则足部的瘀血解决不了，上方加压以后，足部血液的回流更差，所以一定要从足部开始绑。逐渐向上绑，往上一层压一层，越靠近远端，力量应该越大，越靠上，力量越轻。

在绑弹力绷带时，有一个小窍门，就是从足部开始绑扎，一层压一层，越往上力量越小。

第九章

让老人告别"行路难"

讲解人：刘昌伟
中国医学科学院北京协和医院血管外科主任、主任医师

＊ 患者如何自我检查下肢供血？

＊ 下肢动脉硬化闭塞症如何治疗？

＊ 预防下肢动脉闭塞应该注意哪些方面？

您是否出现过走路双脚发麻或针刺一样的疼痛？是否有过半夜腿疼梦中惊醒的经历？如果有高血压、糖尿病，就要留心是否患有下肢动脉硬化闭塞症并及时治疗，否则就会面临截肢的后果。中国医学科学院北京协和医院血管外科主任、主任医师刘昌伟带您认识下肢动脉硬化闭塞症，教您如何远离这种可怕疾病的侵害。

＊ 下肢动脉硬化闭塞症的症状

下肢动脉硬化闭塞症是在老年人中很常见的疾病。第一个症状是很多老人有脚或者腿发凉、发麻的感觉。血管自身不会有感觉，而血管所供应的组织、区域一定是有肌肉的，同时也有神经，而神经对缺血特别敏感，当肢体有缺血的症状，或者有供血不足的症状时，反应最敏感的就是神经。第二个症状是间歇性跛行，所谓间歇性就是一阵一阵地发生。比如走路，正常速度行走，走一段距离，腿有吃力的表现，甚至腿发软。休息一会儿，腿又有好转，可以继续走，走一会儿又不行，这就

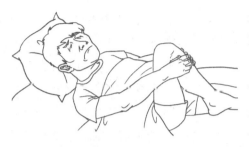

是间歇性跛行。第三个症状是静息痛，在安静的休息状态出现下肢疼痛。安静的休息状态是指人静静地躺在那里准备睡觉或者睡着后。这三种症状代表下肢血管已经出现严重的供血不足，必须尽快治疗。

* 下肢动脉硬化闭塞症的病因

正常的血流像河水一样，川流不息，但是随着年龄的增长，或者高血压、高血糖、高血脂等因素的影响，就会导致血管的内膜层出现损伤，此处就容易产生血小板的聚集，形成斑块，血管内会产生脂质的沉积，血管就会慢慢变窄，形成堵塞。好比原本通畅的河道，被淤泥堵塞。血管也同样，一旦堵塞就会导致远端供血不足，引起组织缺血坏死。糖尿病的影响尤为可怕。20% 的糖尿病患者腿部供血差，下肢血管可能出现病变、堵塞。其中，有 20%～30% 的人会出现脚部破溃、缺血、坏死，甚至一部分人会面临截肢，这就是通常所说的糖尿病足。

* 下肢动脉硬化闭塞症的检查

正常人的小腿有三条动脉：一条叫做胫前动脉，延续到足背，就是足背动脉；另一条叫做胫后动脉，延续到内踝的后方；还有一条动脉叫做腓动脉，穿行在小腿肌肉里面。只要有一条动脉保持畅通，脚的供血往往就可以保障。如果三条动脉都出现问题，或者是两条出现严重的问题，即便另一条出现轻度的狭窄，也会有明显下肢动脉硬化闭塞症可以自检，即检查足背动脉、胫后动脉是否跳动。如果无法摸到跳动，就说明下肢血管供血有问题，要及时到医院进一步做彩超、血管造影等了解病情，及时治疗。

的症状，尤其是糖尿病、高血压、高血脂人群。

通过检查脚的脉搏搏动情况可以进行自检。在脚背大脚趾和二脚趾之间的缝隙靠近踝关节的部位，有一条动脉，叫足背动脉。如果下肢血管是健康的，就能摸到脉搏的跳动。尽管腿有凉、麻、痛的感觉，但只要能够摸到脉搏跳得很有力，就可以排除血管因素。如果摸不到足背动脉的跳动，就意味着下肢的血管可能存在问题。还有一种方法。在胫骨的后方有一条动脉，叫胫后动脉，也容易摸到。先坐下，腿微微弯曲，把手搭在脚内踝骨的后方，轻轻地寻找胫后动脉。如果出现间歇性跛行的症状，可以先摸一摸这条动脉。假如摸不到有脉搏跳动，那就可能有问题，应赶紧做下一步的检查。如果发现下肢三条动脉都存在问题，就要通过彩超对下肢血液供应情况进行检查。

测压力是需要测双下肢和双上肢的血压，这样有个比较。一般来说，医生取其中两个上肢的一个高的血压值，然后取下肢的任何一个血压值和高的血压值进行比较，医学上称踝肱指数，就是踝部血管的压力和上肢肱动脉的压力之比，正常人是大于等于1的。如果发现下肢的血压比上肢的血压低了，那就意味着下肢供血不足，低得越多情况越严重。如果情况很严重，还要进一步做血管造影等帮助了解病情。

* 下肢动脉硬化闭塞症的治疗

当血管处于早期病变，堵塞很轻时，如仅仅有个斑块，血流通畅性还算好，则可以采取药物治疗。当血管的狭窄程度达到50%，也就是管腔剩一半时，血流供应还够，也可以继续用药物控制。当动脉硬化的斑块继续加重，血管狭窄程度达到 70% 以上，血流则会受到影响，这个时候就要采取血管介入治疗手段，比如球囊扩张、支架植入。如果有的人没有及时发现，及时治疗，最后血管腔完全堵塞，则可以采取微创介入治疗技术，用球囊把堵塞的地方扩张开，用一个支架把闭塞的部位支撑开。支架支在血管里可以起到保持通畅的作用。此外，还有动脉搭桥的办法，也就是用人造血管在病变堵塞的两端架一座桥梁。搭桥手术是针对下肢动脉硬化比较复杂的患者，比如血管堵塞位置特殊，血管腔内钙化严重，无法穿过支架，或者整条血管出现弥漫性狭窄，支架和球囊作用不是很明显。这时可以考虑搭桥手术，从病变血管的近段，利用人造血管重新开辟一条通路，连接到远端，形成一条新的通路。

* 下肢动脉硬化闭塞症的预防

预防有两个方面：一是要有健康的生活方式，合理饮食、经常锻炼；二是要学会自我认识，自我发现，自我诊断，知道怎么去找医生，怎么发现自己的下肢缺血。比如糖尿病患者在修剪趾甲时要特别小心，因自身抵抗力差，可能会出现血管病变、供血不足。如果不小心把脚趾头弄伤了，就特别容易感染，一旦感染就会出现溃烂，甚至坏死，所以平时修剪趾甲的时候千万要小心。另外，泡脚的时候，水温要适中。糖尿病患者脚部感觉迟钝，如果水温度过高，很容易使皮肤烫伤。同时糖尿病患者或者下肢动脉硬化闭塞症患者的鞋子一定要合适，鞋子不能太紧，不要为了美穿高跟鞋或皮鞋，否则可能导致皮肤损伤，进而出现溃疡或者感染。

如果是下肢动脉硬化闭塞症或者糖尿病的患者，尤其要注意脚部的保护，比如剪趾甲要避免受伤，水温一定要合适，此外尽量穿舒适的棉布鞋，避免穿皮鞋、高跟鞋，夏天出门避免穿凉鞋，因为容易把脚趾碰破造成感染。

第十章

拉响红色"颈"报

讲解人：刘昌伟
中国医学科学院北京协和医院血管外科主任、主任医师

* 大脑缺血会有哪些影响？
* 颈动脉狭窄有哪些常见症状？
* 谁是颈动脉狭窄的易发人群？

颈动脉狭窄是很多老年人会出现的状况，如果颈动脉堵塞到一定程度，就会影响大脑的供血，出现一系列的症状，如果血管里的斑块脱落，随着血液进入大脑，就会形成脑梗塞。如何发现颈动脉狭窄的信号？中国医学科学院北京协和医院血管外科主任、主任医师刘昌伟为您解答。

＊大脑缺血影响大　功能受限记忆差

2010年1月的一天，姜先生眼前一黑，一头就栽到了地上。家人赶紧拨打了急救电话，将已经无法动弹的姜先生送到了医院。经过检查，姜先生是由于颈动脉狭窄，斑块脱落后造成了脑梗塞。经过及时的治疗，姜先生肢体的功能没受到太大影响，但是语言和记忆力却大不如前了，甚至连简单的算术题都不会了。

专家提示

不会做算术题，怎么会和脖子有关呢？人的思维靠大脑，大脑有不同的支配人体功能的区域，一旦某个区域出

颈动脉是负责大脑供血的主要血管，随着年龄的增长，或者高血压、高血脂等疾病的影响，血管内会出现斑块，斑块的核心部位就像是火山，山中有岩浆，山口一旦破裂，岩浆就会喷射而出，斑块脱落后很有可能随着血流堵塞在大脑中形成脑梗塞。

现了疾病，比如突然血液过不去了，这个部位的功能就会受到影响。血液里面携带氧气供应血细胞，如果血管被血栓、斑块堵塞，会使人不仅不会做算术题，而且可能引发连身边的亲人都不认识、走路找不着家门等一系列症状。

颈动脉是供应大脑血液的两根主要血管，一旦其中一根里面的斑块脱落，随着血液从下向上流到大脑，使大脑某一部位发生梗塞，相应的功能就会丧失，出现偏瘫、失语、记忆力下降的问题。

* 颈动脉狭窄的常见症状

颈动脉狭窄表现一：一过性黑蒙。任何一个人蹲久了突然站起来都会发懵，因为血液不能一下子供应到大脑。而这种一过性的黑蒙指的是突然发现一只眼睛像被帘子遮挡住了，或者一段时间看不清，看上去黑蒙蒙的，过了一段时间，症状又消失了。

颈动脉狭窄表现二：突然一侧肢体麻木无力。比如在喝水的时候，手里拿着茶杯，突然手不听使唤，杯子掉了；或者去公园遛弯，突然发现走着走着就往一边倒，一条腿软，走不了直线。这种现象常常发生在颈动脉狭窄的患者当中，是比较典型的症状。

* 颈动脉狭窄的检查

颈动脉狭窄是导致脑卒中的主要原因之一。根据北京市死亡结果统计，每 4 个死亡的人中，就有一个可归因为脑卒中。从 2010 年开始，北京市分 3 年对 10 万名 45 岁以上的市民进行脑卒中以及颈动脉狭窄的筛查。多普勒超声是诊断颈动脉狭窄比较直观的方法，可以看到血流的情况以及斑块的位置等，此外还可以拍 CT 等发现

眼前一过性的黑蒙是颈动脉狭窄最常见的表现，患者会感觉眼前模糊，像突然被黑布遮挡，但休息一会儿又能好转，这主要是颈动脉狭窄引起大脑缺血所致。

颈动脉狭窄常发生在 50～60 岁的人群中，而近年来有的年轻人由于不良的生活习惯，也会提早出现颈动脉硬化狭窄的症状。所以在日常生活中应当远离烟草，少吃油腻食物，养成良好的习惯，才能防患于未然。

颈动脉狭窄。

* 颈动脉狭窄后的治疗

颈动脉狭窄的常见治疗方法有三种：一是通过药物控制血压、血脂等，并服用抗血小板的药物，如阿司匹林；二是介入手术，如放置颈动脉支架，将狭窄的部位用支架撑开；三是通过手术方式，将堵塞部位的斑块取出，恢复血流通畅。

检查发现了颈动脉狭窄，其实不用害怕。应采用药物控制动脉硬化的发展，控制斑块的生长。比如降血脂、控制糖尿病、控制高血压、防止血栓、控制血小板等。药物治疗不可忽视，通常来说很多患者生病之后，吃一段时间药觉得好像没事了，就停药了，过不了多久，突然发生半身不遂。只要知道自己确实有血管狭窄，一定要坚持用药，定期复查。

当病变狭窄程度超过 50% 甚至 70% 以上，要采取介入或外科治疗手段，如近些年来应用很多的颈动脉支架。颈动脉支架可以把斑块撑开，这是微创的方法，没有太大的痛苦。

第十一章

拆除身体里的"定时炸弹"

讲解人：刘昌伟

中国医学科学院北京协和医院血管外科主任、主任医师

* 腹主动脉瘤是否可以通过超声检查出来？

* 主动脉夹层因何形成？

* 医生使用什么样的方法治疗主动脉夹层？

人们常用长在血管上的"炸弹"来比喻主动脉瘤，因为主动脉里血流量非常大，一旦破裂就会造成大出血，几分钟之内导致人死亡，而它产生的原因跟高血压有着密切的关系。那么如何发现它的信号？中国医学科学院北京协和医院血管外科主任、主任医师刘昌伟为您解答。

* 主动脉瘤直径接近 5 厘米容易破裂

患者赖先生几天前发现自己肚脐部位时不时地隐隐作痛。本来以为是肠胃不太好，结果到医院一做CT，才发现原来是腹主动脉瘤，而且已经长到5厘米，随时有破裂的风险，再不手术恐怕就会有生命危险了。

专家提示

如果人体动脉血管像吹气球一样被吹大了，膨大的部分医学上称做动脉瘤。腹部的主动脉叫腹主动脉，如果腹主动脉出现了膨大，到一定程度血管就会破裂。因为主动脉里边流淌着动脉血，心脏的血液流出来直接灌注到主动脉里，然后再进入四肢。如果主动脉发生了爆裂，

腹主动脉瘤是发生在主动脉上常见的疾病，是由于高血压对血管壁的损伤，导致主动脉鼓起一个包。正常人的腹主动脉直径在 18 ~ 20 毫米，如果直径逐渐变大，就随时有破裂的风险，一旦破裂会在很短的时间夺人性命。

腹主动脉瘤可以通过超声检查发现，如果长在胸部大动脉，就称为胸主动脉瘤，同样非常危险。

显而易见血液会流满腹腔，直接危及生命。

一般来说，中国人腹部主动脉直径在 18 ~ 20 毫米。可能体型高大的人血管稍粗一点，而苗条的人血管可能更柔软、弹性更好、更细小一点，男女的主动脉也稍稍有点差别。如果主动脉直径超过正常时的一倍，达到 3 ~ 4 厘米，就叫做动脉瘤；如果接近 5 厘米，就预示着有破裂的风险。

* 腹主动脉瘤可通过超声检查发现

腹主动脉瘤可以自我发现，瘦一些的人通过摸肚子能摸到包块。有的人可能是到医院做常规体检，恰好做肾脏超声、肝脏超声，结果超声探头往主动脉一探，发现了动脉瘤。

* 主动脉夹层同样会致命

42 岁的王先生，中午和朋友吃饭时喝了点酒，正往家走的时候，突然胸口出现剧烈疼痛，仿若刀绞一般，休息了好半天也没好转。他赶紧来到医院，经过诊断，他出现了主动脉夹层。

专家提示

正常的主动脉有三层组织结构，即外膜、中层和内膜。这三层组织结构牢牢地贴合在一起，保护着我们人体内流淌的血液，使血液能够顺利地供应到人体的各个部位。这三层膜中，内膜接触血液，我们高速流动的血液和血压直接冲击的就是内膜。如果内膜突然被撕裂了，血液就会钻到内膜和中层之间。

所谓夹层是由于长期的高血压，导致血管的硬化，这种高血压如果得不到控制，久而久之就会冲击血管，使动脉内膜发生撕裂，就如同衣服风吹日晒不结实了，用比较大的力量，就会把衬里撕破是一样的道理。这种撕裂表现的症状，是突然发生胸背部剧烈的疼痛，并随时威胁生命。

* 覆膜支架治疗主动脉夹层

有人对严重高血压造成的撕裂没有注意到，或没有及时做CT，像这样的患者，如果突然出现剧烈疼痛，要想到是不是心脏病，是不是急性主动脉夹层，是不是急性主动脉撕裂，如果是急性撕裂，一定要到血管外科找专业的医生。在医学上，急性主动脉夹层有很多类型，有一种类型是影响心脏的，心外科的医生往往会通过做手术的办法来解决。更有很多患者是由于主动脉撕裂造成的主动脉夹层，可以用微创的办法解决。主动脉覆膜支架是通过大腿根的主动脉穿刺，将导管送到主动脉夹层撕裂的部位，再将支架打开，使支架留在病变部位，从而可以恰到好处地把破口封住，不用开刀进行手术。

血管壁分为外膜、中层、内膜。主动脉夹层是由于高血压对内膜的冲击，造成内膜损伤撕裂，血液冲到中层，逐渐向下撕裂，形成夹层。患者胸背部会发生剧烈疼痛，但是常常会认为是冠心病心绞痛。

主动脉夹层以及主动脉瘤的治疗应根据患者的病情，选择适当的方式。一般比较常用的是介入治疗，就是用一根导丝通过股动脉，将覆膜支架铺设在主动脉夹层破口处，阻止血液流向夹层，从而恢复主动脉正常的血流。

第十二章

被"栓"住的生命通道

讲解人：刘昌伟

中国医学科学院北京协和医院血管外科主任、主任医师

* 脑梗塞表现出的不同症状是否与血栓堵塞的位置相关？

* 颈动脉狭窄如何治疗？

"兵在其颈"出自左丘明的《国语》，意思是情况像刀架在脖子上一样非常紧急。脑血管疾病就是那把无形的"利刃"，若突发中风，生命就在旦夕之间。那如何才能远离这把致命的"利刃"，保护我们脑部的健康呢？中国医学科学院北京协和医院血管外科主任、主任医师刘昌伟为您解答。

* 脑梗塞位置决定症状

2010 年 7 月的一个下午，姜先生正开车回家，但他很奇怪地发现自己的视线有点模糊，很难控制车子的方向。费了好大劲回到家里，他看到妻子正在给花浇水，本想过去帮忙，可是自己突然眼前一黑，一头就朝着花盆撞去。一旁的妻子赶忙把姜先生扶到了床上，而此时姜先生面色苍白，四肢冰凉，眼看着已经神志不清了。妻子赶紧拨打了急救电话。

专家提示

患者患的是脑梗塞。通常脑梗塞的症状是偏瘫、失语等。事实上，脑梗塞的部位决定了症状。动脉硬化的斑

块或者血栓会造成大脑不同功能区域的梗塞，从而使得这个功能区域的细胞受到严重的影响。血栓斑块在大脑中堵塞的位置，影响着患者的症状表现，脑梗塞症状除了肢体麻木、偏瘫外，还表现为视力和认知能力突然下降。

* 脑梗塞的发病原因

姜先生在医院经过溶栓治疗后，梗塞的部分已经被疏通，按说经过一段时间休养便能好转，但是令大家意外的是，姜先生的智力却仍在下降，甚至发展到连简单的算数都答不上来，比如 100 减去 7，姜先生回答竟是103。医生推断这背后可能另有原因，于是对姜先生进行了全面的检查，终于在核磁共振片上找到了病因所在。

专家提示

姜先生的颈动脉出现了狭窄，虽然脑梗的问题解决了，可是大脑供血并未改善，所以病情不见好转，并且姜先生出现的脑梗塞可能就是颈动脉中的血栓斑块脱落，堵塞在大脑中所致的。为了从根本上解决问题，必须将堵塞的颈动脉疏通。脑卒中的患者中大多数都是缺血性的脑血管病。所谓缺血性脑血管病，就是供应大脑血管的血流受到了影响，要么是供血不足，要么就是血流通道受到了阻碍。比如有动脉硬化的血栓斑块脱落造成供给脑细胞的血管堵塞了，这就导致这个区域的缺血，并出现相应的症状，或者偏瘫，或者智力障碍等。对于大多数的脑梗塞，病变的颈动脉是它的根源。心脏泵出的血液是通过两侧的颈动脉供应大脑的，而动脉硬化的斑块最容易形成在血管分叉的部位，这就是疾病的起源。在脑梗塞患者中，1/4 的患者是由于颈动脉狭窄导致的，而颈动脉狭窄是由于血管硬化形成斑块，阻塞了正常的血流，而斑块脱落，就有可能堵塞在大脑中，形成脑梗塞。

* 颈动脉狭窄的治疗

根据姜先生的病情，医生给他进行了颈动脉内膜剥脱手术。内膜剥脱的过程必须在 6～7 分钟内完成，否则患者可能会因为大脑长时间缺血而造成严重的后果。2010 年 12 月 23 日，姜先生被推进了手术室。两个小时后，手术圆满完成，回到病房后的姜先生，经过几天的恢复，身体大有好转，而且跟医生的交流也很顺畅。

专家提示

颈动脉内膜剥脱手术是切除增厚的颈动脉内膜粥样硬化斑块，从而预防由于斑块脱落引起脑卒中的一种方法，手术要有一个小的切口。除剥脱手术外，还有支架手术。颈动脉支架是放在血管里面的一个异物，它起不到彻底剥除斑块的作用，它依靠一个支架，把已经狭窄的血管撑开，但事实上放支架后再狭窄的概率还是很高的。如果患者不能进行手术，或者老年人身体比较弱，还有很严重的心脏病，做手术耐受麻醉的情况比较差等，应选择放支架。对于颈部以前做过手术，或者做过放疗的患者，也不太适合进行开刀手术，应选择放支架。如果不存在上述这些问题，则大多数做开刀手术。

颈部以前做过手术、放疗，或者有心脏病、身体比较弱的老年人，不适合做颈动脉内膜剥脱手术，而应该选择支架手术。

* 颈动脉术后注意事项

颈动脉狭窄处的斑块去除后，患者应该坚持服药，阿司匹林就是一个首选的既防止血栓发生，又防止斑块进一步加重，防止微血管破裂等的很重要的药物。另一个更重要的也就是针对动脉硬化的一些治疗方法是控制

对于颈动脉术后患者，应当严格控制血压、血脂、血糖，并且戒掉生活中的不良习惯，如吸烟、喝酒等，而且饮食应尽量清淡，减少盐分的摄入。

血脂、血压、血糖，还要戒烟，因为烟和血管疾病关系特别密切，烟龄越长，动脉硬化越严重。另外，根据自身体能，可以做一些运动，对于老年人，不建议做剧烈的活动，避免让自己受伤。

* 颈动脉硬化的原因和预防

动脉硬化是老年人中十分常见的疾病，但是随着生活质量的改善，人们吃得都比较好，运动又少，动脉硬化的发生也逐渐趋于年轻化，甚至有人 40 岁就发生冠心病、动脉硬化、脑梗塞。事实上，动脉粥样硬化可以发生在人体全身血管的各个部位。高血压、高血脂、糖尿病、吸烟以及高龄等，都是动脉硬化最典型、最重要的危险因素。数据显示，60 岁的人有 1/10 都存在不同程度的颈动脉狭窄，而颈动脉硬化病变占缺血性脑血管病的 25%。如果患者出现轻度颈动脉狭窄，会发生一过性脑供血障碍，表现为一过性头晕、头痛、视力模糊，最后会引发脑梗塞。一过性脑缺血发作常见的表现为肢体出现一过性失灵，视力出现一过性黑蒙以及伴有非特异性的头晕恶心等。一旦出现这些症状，应当及时检查。预防脑卒中一个很重要的措施就是进行颈动脉筛查，即到医院做彩色多普勒超声检查。超声检查可以了解血管的情况，诊断有没有斑块、血流是不是顺畅。

第十三章

你的血管老了吗

讲解人：张望德

首都医科大学附属北京朝阳医院血管外科主任、主任医师

* 小伤口为何会导致截肢？
* 哪些测试手段可以检测血管的"年龄"？

未老先衰，人体内究竟潜藏着何种夺命危机？隐匿疾病，会成为我们体内难以察觉的死亡加速器。首都医科大学附属北京朝阳医院血管外科主任、主任医师张望德为您列出血管天敌"黑名单"，向您传授血管年轻化的秘诀，让您的血管更年轻。

* 动脉硬化检测仪判断血管年轻程度

人体就像一台日夜运转的机器，拥有皮肤、肌肉、骨骼、内脏器官等，然而最密集、最广布、最繁杂的，就是在体内遍布成网的血管。它不仅负责连接所有脏器，还供应生命最根本的源泉——血液，可谓生命的中枢命脉。可让人意想不到的是，血管还会直接影响人的"寿

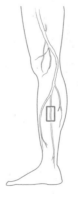
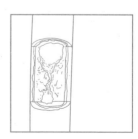

命"，因为血管也有自己的"年龄"。有人说过这样一句话：人和动脉同寿命。这就意味着，血管的"年龄"决定着人的寿命，而且还可能跟本人的实际年龄并不相符，一旦血管发生病变，生命也会随它提早结束。我们的血管能维持到什么年龄？我们的寿命会由于血管的提前老化戛然而止吗？我们能阻挡它走向生命终结的脚步吗？

脉搏传导速度是检测动脉硬化的一个指标，主要是检测动脉血管的弹性，检测血管"年龄"，这是一个比喻。这个指标值如果在 10 以下就是正常，大于 10 就有异常，大于 12 就可以确诊为动脉硬化。

* 血管年轻则人寿命长

血管病已经成为危害人类健康的第一大疾病，血管作为生命的循环通道，负责在人体中输送血液，并作为连接脏器之间的媒介，进行氧气和营养物质的交换。血管遍布全身各个角落，共分为动脉、静脉和毛细血管三种。每个人的体内都有一套无法分拆、紧密缠绕的血管网，一条条不可阻断的命脉，时时刻刻维系着人类的生存，任由滋养生命的血液在身体里奔跑。

血管是由内膜、中层、外膜组成的。内膜主要是一些内壁细胞；中层是肌层，主要是平滑肌，维护血管的弹性；外膜是一些结缔组织，起到支撑血管的作用。

动脉发生硬化首先是脂质沉积、血小板聚积、平滑肌细胞增殖，发生管壁的增生、狭窄、僵硬。如果年轻人检测出动脉硬化，则说明虽然人很年轻，但他的血管已经提前老化，人的寿命自然会受影响。所以血管的弹性或者血管的"年龄"影响着人的寿命。从某种程度上说，血管年轻则人寿命长。

动脉硬化检测仪主要是检查脉搏传导速度。正常情况下，血管弹性很好，脉搏正常传导，颈部到桡动脉、颈动脉到股动脉的传导速度也正常。如果发生了动脉硬化、动脉壁的僵硬，则脉搏传导速度加快，因而通过比较脉搏传导速度可以判断动脉硬化的程度，从而对患者血管的弹性做一个初步检测。

脑血管硬化、颈动脉狭窄、锁骨下动脉狭窄可以引起头晕，一些神经病变可以引起头晕，高血压也可以引起头晕，所以出现了头晕症状应及时到医院进行检查，诊断具体部位的具体问题。

* 彩色超声查血管一目了然

彩色超声能够很仔细、很明确地查到颈动脉里有没有斑块、有没有狭窄，还可以测血液的流速，解剖有没有异常。彩超检查很方便，通过一个超声探头在人的体表就能探及颈动脉，甚至深部的腹主动脉。其实腹主动脉瘤的发病率也在增加，60岁以上的人做体检的时候，建议增加这个项目，一年检查一次是很有必要的。

* 输液有风险　打针需对症

预防动脉硬化可以服用阿司匹林、注意健康饮食以及加强锻炼，而疏通血管的输液基本上没有必要。输液本身还有一定的风险，真正需要抢救的时候，会因出现静脉炎等情况导致无法输液。过度输液往往会带来不必要的身体损伤。

* 燕麦对保护血管有益

燕麦里面的亚油酸等可以起到很好的降脂、保护血管的作用，因此，常吃燕麦，可以保护血管。另外，游泳、快走、慢跑、打太极，这些适合中老年人的运动，有助于恢复血管的弹性。

如果已经发生了动脉硬化，则应采取措施防止它进一步加重。其实，动脉硬化从年轻时就开始发生，是一个自然的发展过程，不一定要强求返老还童，应通过积极的生活干预，延缓血管老化。

第十四章

血管"年轻化"的秘密

讲解人：张望德
首都医科大学附属北京朝阳医院血管外科主任、主任医师

* 血管为何比自身年龄提前衰老？
* 如何保护好我们的血管？

血管有着很神奇的构造，就像是一条条河道，如果哪里出现了淤积、堵塞，哪里的庄稼植被就会枯死。那么怎样才能让我们的血管永葆年轻，一直让它畅通无阻呢？首都医科大学附属北京朝阳医院血管外科主任、主任医师张望德来给您介绍关于血管的故事。

* 心肌梗死降临在年轻人身上

冬天的一个凌晨，刘先生被救护车紧急送进了医院的抢救室，谁也没有想到，年仅 39 岁的刘先生居然心肌梗死发作。在医生通力抢救下，刘先生终于死里逃生，然而手术时，医生发现他的血管居然和六七十岁的老人一样发生了严重的硬化，如果抢救再耽误几分钟，恐怕生命就无法挽回了。

专家提示

血管的年龄与人类的衰老是一起发展的，然而有的时候，血管会先于人的年龄发生老化，此时就说明身体内部发生了与实际年龄不相符的老化，即血管老了，发生了硬化以及堵塞。

* 硬化的血管会堵塞

心脏就像泵，将血泵入大血管，大血管有收缩、舒张的作用，这一张一弛往往是血管的弹性决定的，而硬化的血管就丧失了这一功能，导致心脏供血不足，可能引起心衰。如果颈动脉狭窄，可能就会出现脑缺血，如果下肢动脉狭窄就可能出现下肢的供血不足等。好的血管，既要柔韧性好，也要通畅。

冠状动脉粥样硬化、颈动脉狭窄、下肢动脉闭塞都易在血管分叉处发生，就好像河流的岔路会堆积出三角洲一样。

血管是人体中输送血液，并且进行氧气和营养物质交换的管道，每平方英寸人体皮肤包含 19 英尺血管，人体中血管的总长有 62000 英里（1 英里 =1.61 千米）以上，如果全部首尾相接，大概可以绕地球两圈半。一旦血管出现硬化，血管壁就会损伤，血小板就会在损伤的部位聚集，形成斑块，继而逐渐引起血管狭窄，一旦斑块脱落，就会随着血液堵塞在其他地方，导致心肌梗死或者脑梗，后果不堪设想。

* 颈动脉狭窄以及其他血管病变

张先生最近总是出现一过性的眼前发黑，休息一会儿又能好转。但是几天前，他端着东西的手突然间不听使唤了，东西洒了一地，紧接着觉得自己半侧身子都不能自主，瘫倒在了地上。家人赶紧将他送到医院，经过检查，张先生发生了脑梗，就是大家俗称的中风，原因竟然是颈动脉狭窄。

专家提示

颈动脉狭窄后会出现斑块，一旦斑块脱落就会随着血液流到大脑里，造成梗塞。脑梗塞患者中，有一半是颈动脉狭窄导致的。除了会引起脑梗塞外，如果颈动脉长期狭窄，会引起脑供血不足，还会出现另一种情况——老年痴呆。因为脑供血不足会造成海马、颞叶等负责大脑记忆等方面的细胞萎缩、死亡。在颈动脉狭窄的患者中，会出现不同程度的记忆力下降。

* 加速血管老化的原因

王女士80岁了，最近刚去医院体检，医生惊奇地发现，她的身体各项指标都很正常，跟40岁的人没什么两样，尤其像这个年龄的人颈动脉都或多或少有些狭窄，但是王女士的颈动脉完全没有问题，而且血液指标也很正常，血压、血糖、血脂都在正常范围之内。难道我们的血管真的可以保持年轻吗？

专家提示

血管的硬化和很多因素有关，常见的莫过于高血压、高血糖、高血脂这"三高"。很多人觉得血管跟我们的容颜一样，随着年龄的增加，自然就会变硬，出现硬化、堵塞等，但事实上年轻人的血管也会老化，老年人的血管也可以很年轻。血压、血脂、血糖都很正常，这就首先避免了引起血管硬化最常见的一类因素。年轻人血管硬化与不良生活习惯有关，而且如果有高血压、糖尿病、高血脂，会直接导致和加速血管的硬化。

* 高血压和血管硬化的恶性循环

王先生是多年的高血压患者，起初他刚发现自己血压高时，隔三岔五地吃降压药，也没什么事。可是几年过去了，他的血压居高不下，有时候吃药都不管用。医生为他进行检查后发现，他的血管已经普遍硬化，而且告诉他，血压不稳定与血管硬化也有着很大关系。

专家提示

　　有的患者发生了脑梗、心肌梗死，但早期不知道患有高血压，往往有些时候，高血压是血管硬化的一个信号症状，究其原因还是血管病在作祟。血管硬化会导致血压升高，高血压反过来会加重动脉硬化，形成恶性循环。

* 血管的超声检查不可忽视

　　建议超过 40 岁以上的人去做血管的超声检查，如颈动脉超声、超声心动等。如果经常腿冷、间歇性跛行，也可以查一下腿部的超声，看是不是有下肢动脉狭窄闭塞等。

* 积极锻炼、低脂饮食　缓解下肢动脉硬化

　　预防动脉硬化，从生活习惯上要戒烟，避免吸二手烟；饮食方面，应清淡、低盐、低脂，并适当补充粗粮、蔬菜、水果。平时要进行功能锻炼，适合中老年人的运动，如散步。在床上躺着的时候多抬腿，抬起放下，一般抬高 30 ～ 60 度，不要太高。走路也要功能锻炼，包括抬腿，改善侧支循环，改善下肢缺血。同时配合医生，适当吃一些血管扩张药物和抗血小板药物。

第十五章

致命危机腿中来

讲解人：张望德

首都医科大学附属北京朝阳医院血管外科主任、主任医师

* 双腿动脉堵塞缘何而起？
* 腿部失去血流，如何化险为夷？

　　腿上长出"大蚯蚓"，腿疼难忍路难行。这种疾病青睐谁？早期症状有哪些？首都医科大学附属北京朝阳医院血管外科主任、主任医师张望德教您如何远离"蚯蚓"腿。

* 下肢动脉闭塞是真凶

　　56岁的付女士某天突然感觉自己的左腿肿胀、发痒，有些部位颜色变得黑紫，在她腿上的皮肤浅层，布满了扭曲的血管，像一条条蚯蚓盘绕着，并且每一条凸显的血管犹如灼烧般，挤在她的左腿皮肤下。经过医生检查，初步判断付女士患上了严重的静脉曲张，并且超声显示，她的左腿大隐静脉血管里，居然充满了血栓，已经没有血流了，一旦病情继续发展，可能随时会有生命危险。

专家提示

　　静脉曲张患者形成血栓有三个因素：血液瘀滞、流速慢、血液高凝状态。静脉曲张损害血管内皮，启动了流血机制，正常血液有凝血机制，流到血管外面叫血肿，由于静脉曲张的因素，加上血管损伤，血液瘀滞会导致形成血栓。

* 血栓性静脉炎不能急于手术

经过医生的一系列检查，幸运的是，付女士的深静脉通畅，没有血栓，但血栓性浅静脉炎继续发展的话，也有可能会危及生命。此时，医生嘱咐她，千万不要做揉腿的动作，也不要做蹦跳等剧烈活动，因为一旦触动了腿上血管里的血栓，血栓就有可能会游离并脱落到肺动脉，形成肺栓塞，从而危及生命。但是此时，医生却说，不能立刻为付女士进行手术。

专家提示

人体血液分为动脉血和静脉血，心脏收缩射出的是动脉血，舒张回心的是静脉血。正常静脉血液从远端回到心脏，而静脉曲张患者的血液倒流，这叫反流，腿上发现的青筋就是静脉。静脉曲张如果发生了血栓性静脉炎，一般不急于马上手术，如果有炎症时急于手术，有可能导致伤口感染。另外，手术本身有一个挤压的过程，可能导致血栓脱落。肺栓塞绝大多数都是由下肢深静脉血栓引起的，静脉曲张是浅静脉曲张，大隐静脉、小隐静脉都是浅静脉，深静脉血栓更容易脱落。

* 手术治疗过程

1. 手术前药物消肿

考虑到付女士静脉曲张的病情严重，已经引发了急性血栓性浅静脉炎，不能直接进行手术，医生制定了一整套治疗计划。通过服用药物，付女士腿部的红肿开始褪去了。

专家提示

血栓刺激静脉形成血栓性静脉炎，如果合并细菌感染，就会导致感染性的静脉炎。血栓性静脉炎大多数都是无菌性的炎症，但因为血栓刺激，有一部分合并细菌感染，所以可以用一些消炎药、消栓药、活血外用涂抹药综合治疗。

2. 手术治疗

经过药物治疗，付女士腿上的炎症基本消退，为付女士进行手术的时刻到来了。2012年11月27日上午，医生为付女士进行了大隐静脉高位结扎术，并将大隐静脉主干剥脱，取出了发炎的一段血管，紧接着又使用静脉曲张微创旋切术，将血管内血栓吸出，手术顺利完成了。

专家提示

手术首先是进行大隐静脉高位结扎术，并将大隐静脉主干剥脱。剥脱用专门的剥脱器，从踝部插到股动脉附近，将大隐静脉高位整条剥脱出来。除了剥脱外，还要依靠微创旋切把形成的血栓切掉。

* 静脉曲张的治疗

根据不同的静脉曲张患者，应采取不同的治疗办法。如果患者症状比较轻，可能不一定非要手术治疗，可以采取药物治疗或弹力袜治疗。如怀孕的妇女、老年人、有其他合并症不适宜手术的人、症状比较轻的人，或者有其他原因不愿意手术的人，都可以采用弹力袜治疗。

预防静脉曲张的弹力袜，是通过由下至上、压力递减的设计，促进血液回流到心脏，起到保护瓣膜的作用，它可以延缓静脉曲张加重，对于长期久站人群具有预防作用。

* 静脉曲张的患病原因

早在付女士 30 多岁的时候，常常在外面劳动，一站就是一天，饭也不按时吃。怀孕时发现得了静脉曲张，孩子生下后，静脉曲张也未见好转，但是当时她觉得不疼不痒，也就没有在意，直到发展到现在才到医院就诊。

专家提示

静脉曲张是一种慢性病，大多数人都不太重视，有的患者可能感觉有些胀，有的患者可能认为只是不美观，没有感觉不舒服，容易忽视。但是随着时间的延长，病变会越来越重，如果静脉瓣膜发生破坏，血液会出现反流，后果将很严重。

* 多给血管做体操

从下往上揉，可促进静脉循环，但不能太用力捏，力度不合适可能造成损伤。而且本身有腿疼、腿胀、腿肿的，则不建议挤压按摩，因为按摩太用力可能造成损害，或者造成血栓脱落。

另外，走路、游泳等锻炼也会对预防静脉曲张起到很好的作用，有利于腿部的血液回流。

第十六章

微不"足"道的大问题

讲解人：谷涌泉

首都医科大学宣武医院血管外科主任、主任医师

* 什么是糖尿病足?

* 糖尿病人为何会发生足部溃烂?

* 糖尿病足有何治疗方法?

突然袭来的疼痛，险些让他失去自己的右腿。追根溯源，是什么折磨了他整整七天七夜? 我们又该怎样避免这种情况的发生? 首都医科大学宣武医院血管外科主任、主任医师谷涌泉为您解答。

* 糖尿病足的三种治疗方式

2012 年 2 月 5 日，脚疼了整整七天七夜的赵先生终于无法忍受，一大早就在家人的陪同下坐着轮椅来到医院就诊。接诊的医生在仔细了解了他的情况之后，立刻对他进行了右脚踝部与上肢血压比的检测。可是让医生没有想到的是，赵先生的检测结果只有 0.37，远远低于正常血压比 1 ~ 1.2 的范围值，情况已经十分严重了，如果病情再继续发展下去，比值低于 0.3 的话，他的下肢很有可能面临截肢的危险。

询问病史以后，发现患者有高血压及 20 多年的糖尿病，而且打开他当时的创面后发现，他的小脚趾已经溃烂和坏死，医生诊断是糖尿病足。如果进一步发展，下

肢的动脉完全闭塞，远端没有血液供应，脚部就会坏死，从而面临截肢甚至生命危险。

专家提示

糖尿病足是因为下肢缺血导致的，如果供血没有改善，单纯的局部换药是不管用的，一定要把血管堵塞解决了，把闭塞的血管打通，解决了缺血的问题，慢慢就可以好转，所以治疗的方法主要有三种：一是动脉搭桥；二是介入治疗，如放置球囊、支架；三是干细胞移植。

* 微创治疗糖尿病足

2012年2月9日上午9点，赵先生被推进了导管室。医生首先将一根导丝插入了他大腿的血管里，然后连着导丝，将未打开的球囊放置在血管的狭窄部位，待用压力泵撑起球囊后，再撤去球囊，最后将支架放置在病变的部位，从而使血管恢复血流。

专家提示

介入治疗属于微创治疗，创伤比较小，一旦血管疏通以后，血液马上就会通过，患者的疼痛就会缓解，还在手术台上就感觉不到疼了。如果搭桥的话则创伤大，考虑到患者80多岁了，心脑血管也不是特别好，这时如果贸然去做搭桥，可能最后脚保住了，但会有生命危险。还有一个更重要的问题是，要做搭桥要有两个桥墩。近端的桥墩在老人的股动脉上可以找得到，而老人远端的血管完全闭塞，是找不到桥墩的，所以这样的患者是搭不了桥的。

* 糖尿病足的病情发展

赵先生的晚年生活过得很充实，虽然已经是82岁高龄的老人了，但是精神十足。一天，赵先生突然感觉自己右脚的小脚趾有些疼，但是看了看又没有伤口，所以也就没有太在意，随手抹了点身边的止疼药膏，止住了疼痛。可是很快，相同的情况再次在小脚趾上出现，由于在药膏的作用下，疼痛很快就消失了，因此他理所当然地认为自己的问题并不严重。可是就在五天后，他刚刚要进入梦乡，剧烈的疼痛感突然从脚趾传来。这时他意外地发现，自己右脚的无名趾和小脚趾之间莫名地破了一个5毫米左右的小口，而且还有点流脓。

虽然吃降糖药、打针等基础治疗暂时缓解了疼痛，但是并没有从根本上治愈赵先生的糖尿病足。两个月后，他刚刚睡醒午觉穿袜子的时候，突然发现自己右脚的颜色开始发紫，并且有些肿胀。到了下午的时候，情况更加严重，剧烈的疼痛感再次从他的脚趾传来。他本来想着疼痛过一会儿就会消失，可是这一疼就疼了整整七天七夜。

专家提示

高血脂、高血糖、高血压、吸烟这几个因素都可以导致血管壁的损伤和血脂的沉积，沉积到一定程度血管壁慢慢就闭塞了，闭塞以后血液过不去，遇上表皮损伤，就可能形成糖尿病足。

* 糖尿病足的患病原因

糖尿病足出现的第一个要素是糖尿病患者；第二个要素是患者有血管或者神经的病变；第三个要素是有溃

用花椒水和盐水泡脚，对于正常人来说是很好的，但是不建议糖尿病足患者用这样的方法。尤其是足部出现破溃的患者，如果破溃严重要在医生的指导下用双氧水来泡脚。

烂。糖尿病足有四期，分别表现为下述症状。

第一期：患者感觉到腿、脚发凉、发麻，这是缺血的早早期。

第二期：缺血的早期。比如患者走路，走上100米就不能走了，坐下来休息2～3分钟，再走还是大概走100米的时候，又不行了。

第三期：失代偿期。失代偿期就是患者开始感觉到疼痛了，即静息痛。这个时候患者就是不走路、不活动也疼，也就意味着缺血更严重了。静止的时候也比较痛，尤其是晚上夜深人静的时候，所以叫静息痛。

第四期：组织的缺损，如溃烂、坏疽。糖尿病足实际上属于第四期。前三期叫高危足，如果不进一步处理、检查，或者预防不合理，都有可能出现糖尿病足。

第十七章

脚麻的隐患

讲解人：谷涌泉
首都医科大学宣武医院血管外科主任、主任医师

* 出现脚麻会是什么疾病的前兆？
* 脉管炎与下肢动脉闭塞有何区别？
* 哪些是引起脉管炎的原因？

看似平常的脚麻，背后却隐藏着致残的危机。探究病因，脚上的隐患竟然存在于不经意的习惯中。小毛病存在大问题，如何做出准确判断？首都医科大学宣武医院血管外科主任、主任医师谷涌泉为您解答。

* 警惕脉管炎找上门

一天，36岁的石先生突然感到自己的左脚有些发麻，起初他也没在意，以为只是自己的血液循环不好造成的，于是坐下来休息了一会儿，麻木缓解了。但是仅仅过了两周，熟悉的麻木感再次出现在他的脚上。不仅如此，他的左脚大脚趾还出现了剧烈的疼痛，这时石先生才意识到自己的脚似乎出现了一些问题。

两个月后的一天，意想不到的事情再次发生了。这天石先生被迎面走来的路人不小心踩到了脚，疼痛感立刻钻心般地涌了出来。打那天之后，石先生的脚趾不时地就会剧烈疼痛，有时一疼就是整整一夜。更让他没有想到的是，被人踩过的右脚小脚趾在一个月后出现了溃疡，

并且这种情况一发不可收拾。

看到自己脚趾上的溃疡变得严重，石先生来到了医院。通过测血糖，发现他的血糖为5.2毫摩尔每升，属于正常范围。因此，医生排除了糖尿病足的可能，可是石先生的溃疡已经十分严重了，究竟是什么原因造成的呢？医生紧接着又为他做了血管造影，造影显示石先生身体其他部位的血管都是正常的，但是从膝关节以下却出现了闭塞。最后结合造影结果和之前出现的各种症状，医生最终对他的病情做出了判断。

专家提示

远端血管突然闭塞，应警惕脉管炎找上门。血管闭塞再加上他的年龄36岁，又吸烟，医生综合判断是脉管炎，即血栓闭塞性脉管炎。脉管炎与其他炎症不同，它是一种血管壁本身的炎症，其他炎症是由于细菌感染造成的，而脉管炎是没有细菌参与的。由于炎性会让血管壁内皮细胞受到损伤，损伤以后容易形成血栓，血栓激化后的纤维化组织最终会把血管腔堵塞，从而使下肢表现出缺血的症状。

* 脉管炎与下肢动脉硬化闭塞的区别

两者的区别还是非常显著的。首先，脉管炎主要发生在20～40岁的年轻男性中，而女性非常少见。动脉硬化闭塞主要发生在中老年人群中，而且男女均可发病。其次，脉管炎主要发生在中小型动脉，不伴有高血脂、高血糖、高血压，但是下肢动脉硬化闭塞主要发生在大动脉和中型动脉，且往往会伴有"三高"。

血管闭塞了，远端没有血液，就会表现出疼痛、发凉、感觉异常，还有皮肤颜色变化，往往是变得苍白，并且

足背动脉搏动减弱是脉管炎发出的信号，因此自检就变得至关重要。检查足背动脉的方法很简单，将拇指和食指按在脚背上，在两个手指间的凹陷里就可以摸到，如果脉搏减弱，应当立即就医。

脉搏搏动减弱或者消失，摸不到足背动脉。足背动脉是最先发病的，它的位置主要在拇趾和第二趾中间的一个凹陷里，可以用手摸到。

* 干细胞移植可以建立侧支恢复血液

由于石先生的下肢血管闭塞非常严重，除了右脚的小脚趾之外，大拇趾也开始出现严重的溃疡，并且已经变得相当严重，如果再不采取治疗措施，石先生的右下肢很有可能会保不住。最后综合各项因素，医生决定通过自体干细胞移植的方式为石先生治疗脉管炎。

专家提示

自体干细胞移植是抽出骨髓以后，把干细胞分离出来，然后打到患者缺血的部位，从而帮助患者长血管。相对于搭桥手术和介入治疗的局限性，干细胞移植更适合像石先生这样的年轻患者。等到干细胞长出新的侧支血管后，远端组织就可以得到足够的血液，使足部溃烂的创面得到缓解。

* 脉管炎的发病原因

脉管炎主要是吸烟引起的，吸烟会导致血管壁内皮细胞的损伤，损伤以后容易形成血栓，血栓慢慢激化后就形成条索一样的纤维化组织，从而阻塞血管腔。脉管炎出现的第二个原因是遗传，有 1%～5% 的患者是由遗传引起的。第三个原因是感染或者营养不良。还有一个比较重要的原因是寒冷、潮湿，原来北方人得脉管炎的特别多，但是现在发现南方人中患者也很多。

吸烟是引起脉管炎最主要的原因，由于吸烟会导致血管壁内皮细胞的损伤，损伤以后容易形成血栓，血栓激化后的纤维化组织最终会把血管腔堵塞，从而使下肢缺血。遗传因素影响相对较小，有 1%～5% 的脉管炎患者会被遗传。另外有研究发现，当人体破溃感染时，机体就会对感染发生免疫反应，导致体内的凝血机制异常，从而形成血栓，导致血管堵塞。而营养不良的人大部分在饮食中缺乏蛋白质，通过实验发现，如果饮食中缺乏蛋白质、维生素 B_1 和维生素 C，得脉管炎的概率会增大。同时有研究发现，寒冷潮湿会引起血管痉挛和血管内皮细胞损伤，从而导致血栓并阻塞中小动脉，形成脉管炎。

第十八章

"拆弹部队"历险记

讲解人：张小明

北京大学人民医院血管外科主任、主任医师

＊动脉瘤是不是肿瘤？

＊动脉瘤破裂前有何症状表现？

＊动脉瘤预防要从何做起？

　　成龙主演的《新警察故事》有一个拆除定时炸弹的片段，非常惊险，炸弹虽然已经拆除了引线，但稍微不注意掉到地上或者发生碰撞就有可能爆炸。而在人体中也可能出现这么一个"炸弹"，就是中老年人群中多见的致命疾病——动脉瘤。它一旦发生破裂，就会有生命危险。动脉瘤究竟是什么病呢？又该如何预防和治疗呢？北京大学人民医院血管外科主任、主任医师张小明为您解答。

＊动脉瘤的定义

　　一天，62岁的杨先生突然感觉阵阵腹痛，他以为是患上了肠绞痛或肠炎之类的病，赶紧去医院就诊，结果被诊断为腹主动脉瘤。医生立即让他住院接受治疗，嘱咐他上厕所一定要小心，甚至尽量不要下地。

专家提示

　　动脉瘤不是肿瘤，而是正常的血管慢慢膨大，胀到一定程度，超过了周围其他正常血管直径的50%，如果扩张太大，就有可能破裂。由于它长在主动脉上，一旦破裂，可能引起患者猝死，所以比肿瘤更可怕。疼是动脉瘤破裂的前兆，所以一旦发现应赶紧住院。动脉瘤破裂发生时，有30%～50%的人根本到不了医院，可能在路上就已经不行了。到了医院的患者里，有30%～40%的人在准备手术的过程中动脉瘤破裂了。哪怕上了手术台，还有40%～50%的人可能发生破裂。一旦腹主动脉瘤破裂，它的死亡率能达到80%～90%。腹主动脉瘤如果超过5厘米就要高度注意，杨先生的腹主动脉瘤达到6.5厘米，是十分危险的。

* 动脉瘤的分类和症状

动脉瘤分为三种：一是真性动脉瘤，也就是同杨先生一样由血管膨胀引起的；二是假性动脉瘤，即血管已经破裂了，破了个小口，但恰巧被周围的肌肉组织或者形成的血块给包住了；三是夹层动脉瘤，动脉血管像三合板，由内膜、中层以及外膜组成，内膜破了，血进到血管壁里，把它给撑起来，但又没破出去，正好在血管壁中间，这实际上是最凶险的，死亡率更高。夹层动脉瘤急性期每两天之内，每小时死亡率增加1%，也就是说48小时之内50%的死亡率，两周之内80%的死亡率，一个月之内95%的死亡率。

大多数动脉瘤患者无明显症状，少数人会有疼痛，这常常代表着破裂的前兆。如果动脉瘤太大，压迫肠道，就可能引起肚子胀、恶心、呕吐；如果压着输尿管，则可能引发肾积水；如果压到髂静脉，因为动脉瘤扩张形成了涡流，进而形成血栓或者斑块脱落，导致下肢动脉血栓，引发腿凉、腿疼，甚至下肢的坏死。

动脉瘤分真性动脉瘤、假性动脉瘤和夹层动脉瘤，其中夹层动脉瘤最致命。动脉瘤患者突然受到刺激，就有可能导致动脉瘤破裂。

腹主动脉瘤与生活水平的提高有很大的关系。饮食水平提高却不均衡，从而形成动脉硬化，血管就慢慢地退变了，类似汽车轮胎慢慢老化，可能某处鼓出一个包，导致在行驶的时候爆胎。动脉里面有血压，受血液的不断冲击，血压高时更容易破，血压低时相对好一点。动脉瘤破裂时间无法预测，像是埋在身体里的"定时炸弹"。患者的突发刺激易使血压升高，血压突然升高，容易诱发动脉瘤的破裂。这也就是要求杨先生尽量不要动，甚至上洗手间都不能使劲的原因。

* 动脉瘤的治疗方法

杨先生来到医院以后马上办理了住院手续，可是医生在给他做了进一步检查之后，却发现这个病例不一般。他的动脉瘤长在肾动脉的分叉处，支架上是没有分叉的，如果做了手术就会把肾动脉堵上。除了放置支架以外，还有一种方法就是使用人造血管。但是，用人造血管治疗是一个非常大的手术，危险性也很高，有在手术台上直接死亡的可能。

专家提示

传统治疗方法是用人造血管替代扩张的血管，这样血管瘤就不会破裂了。手术需要在血管里操作，需阻断血液的流通。主动脉是人体最主要的一条主干血流，阻断血流十分危险。动脉瘤如果在肾动脉以下，情况会好一点，但如果在肾动脉之上，阻断有时间限制，且这个时间非常紧迫，假如到时间没有完成手术，肾就会受损。因此，传统的动脉瘤手术就是要抢时间。

动脉瘤的治疗还可以选择微创的支架手术，使血流绕过动脉瘤，避免动脉瘤发生破裂。动脉支架的主要材料是镍钛合金,它是记忆合金,在低温下变成某一个形状,到一定温度自身就能恢复到某个形状。但它要求动脉瘤必须离肾动脉最少有1厘米距离,原因是支架本身有特定的尺寸,并且支架必须放在特定的位置。杨先生的动脉瘤长得很特殊,它离肾动脉只有1~2毫米。如果选择胸腹联合切口,再去做这个手术,要把肾动脉、肠子的血管都要重新接一遍,创伤比较大。因此,医生设计并定制了专门的开窗支架,在肾动脉之上固定,治疗杨先生的动脉瘤。

* 动脉瘤的预防

预防动脉瘤,就是预防该病目前最主要的原因,一是动脉硬化导致的血管退行性变,二是血压的升高。一定要坚持降血脂的治疗,饮食上不能吃太油腻的东西,而且高盐会引起高血压,所以动脉瘤患者要避免高脂、高盐饮食。除了饮食以外,应注意肝、胆、胰、脾、肾的检查,保证它们正常。另外,动脉瘤经常是不疼不痒的,很难发现,所以体检时应加做腹部B超,可以及早发现动脉瘤。

第十九章

危险的腿疼

讲解人：柳志红
中国医学科学院阜外医院肺血管病中心副主任、19A 病区主
任、主任医师

* 肺栓塞的哪些症状易与其他疾病混淆？
* 谁是肺栓塞的高危人群？
* 哪些原因会导致深静脉血栓？

突发的腿疼、胸痛，让花甲老人陷入生命危机。看似无关紧要的习惯，竟险些成为致命元凶。如何判断自己是否为这种疾病的高危人群？我们又该怎样预防？中国医学科学院阜外医院肺血管病中心副主任、19A 病区主任、主任医师柳志红为您解答疑惑。

* 腿疼、胸闷症状需仔细鉴别

2 月初的北京，寒冷的天气反反复复，王先生总是感觉右小腿阵阵疼痛。起初，他没放在心上，但过了四五天，疼痛却始终不见好转。王先生无法解释自己的腿疼从何而来，他拿热毛巾敷了两天，腿疼慢慢缓解了。转眼到了 3 月，王先生的情况突然发生了很大的变化，腿部的疼痛不见了，取而代之的是胸部的不适，有些闷，有些疼，心烦意乱的，从没出现过这种症状的王先生一时间有些不知所措，难道是得心脏病了？他赶忙找来速效救心丸吃了下去，然而情况却不见好转。

专家提示

一般人对冠心病的认识比较多，所以如果经常出现胸痛、胸闷，都以为是冠心病，有的医生可能也认为是冠心病，从而就会耽误病情。王先生的情况不是心脏本身的血管出了问题，出现胸痛的症状是跟心脏有关系的肺栓塞，尤其像王先生刚开始腿疼，是非常典型的肺栓塞症状，它跟深静脉血栓的形成是同一种病，只是表现不同。血栓先长在深静脉里，以后由于各种原因，比如行走或者走路挤压它，血栓随着血流跑到肺动脉里面，血流就被血栓堵住。堵塞以后会影响心脏，为什么有的患者胸痛很厉害，就是因为肺动脉堵塞以后，急性右心室扩张，相对心肌缺血。心脏出现问题后，严重的可能直接致死，十分危险。

* 肺栓塞症状的出现与血液循环有关

人体有两套循环系统，一个是大循环，另一个是小循环。血液由心脏射出去，供应到全身，把营养送到各个脏器，然后全身血经过静脉系统回到心脏。我们在手上或者皮肤浅表的地方，看到的暗绿色血管实际上是浅静脉，在肌肉里面还有深静脉，肉眼看不见，全身血液是通过静脉回到心脏。因为人需要氧气，动脉血把营养送到组织，组织代谢的废物通过静脉，最后回流到右心房、右心室，这些血回到右心室又到肺动脉。肺动脉就像大树一样，在心脏的两侧，血液进去以后，因为回去的血氧是很低的，经过人呼吸，把大气中的氧气吸进去，靠血液输送到全身。正常人的氧供应是因为血管正常，如果氧气吸进去，但是没有搬运工，没有血液把它带到组织去，人就会气喘吁吁。实际上，这就是血栓随血流跑到肺动脉引发的一系列症状。

* 肺栓塞的症状

肺栓塞最常见的症状就是呼吸困难，也就是气短，比如一个人过去很好，突然一下子觉得气不够用了。还有的患者有胸痛，胸痛得不敢喘气，一喘气就疼得更厉害。这是一种胸膜疼，一般血栓靠外围，这种疼更像冠心病，像心绞痛一样，这时候血栓都很大，更容易被误诊为冠心病。除了胸部的表现，还有咯血，就像肺梗死的患者一样痰中带血、咯血，还有患者下肢有腿疼、腿胀、发沉等症状。还有一部分人没有任何的感觉，这时候仔细摸腿，发现腿发硬，一条腿更粗，实际上这很常见，说明有深静脉血栓形成，所以腿胀，这个时候要高度怀疑静脉血管是否已出现问题。

* 血栓程度严重的高危患者死亡率高

肺栓塞重症患者猝死概率很高。根据血栓对心脏影响的程度可以把患者分为高危、中危、低危，高危患者的死亡率很高，30 天就可以达到 30%。如果心脏影响不是特别大，说明有血栓，且栓塞的程度不是很严重，具有潜在致死性，这种状态属于低危，采用抗凝治疗就可以了。

* 低危患者如不重视同样有危险

低危患者仍然有致死性，经常出意外的就是这些低危患者。因为重危患者病情危重，家属很重视，医生也很重视。但是低危患者自己不重视病情，没有遵医嘱，医生叮嘱不要下床，患者没有照做就会发生危险，因为一活动血栓会脱落，一旦人体内的血管血栓形成，在短时间内，一般 10～15 秒，血栓会非常快地引发全身的高凝状态，称为凝血瀑布。如果考虑到肺栓塞，首先应给予抗凝治疗，让血栓尽量不要发展；如果考虑到肺栓塞，没有给予抗凝治疗，很短时间血栓就会爬上去，且这种血栓是非常松软的，比如受挤压或者上厕所时都会有致命性的危险。

* 病情程度不同治疗方式也不同

经过检查，医生发现王先生的情况随时都会有生命危险，于是马上为他进行了抗凝治疗。一周过去了，王先生的情况明显有了好转，肿胀的小腿也逐渐恢复了正常。医生告诉他，幸亏他来得比较及时，还没有出现其他危险，但是前三个月是游离期，血栓很有可能随着血液在血管中流动，因此仍然要特别警惕。

专家提示

肺栓塞的治疗最经典的就是抗凝，用得最多的是华法林抗凝。抗凝治疗对于大部分患者的效果是非常好的，对一些低危患者就足够了。重危患者心功能受影响，心脏变大，肺动脉压增高，相对的这种患者死亡风险比低危患者高很多。所以一定要权衡利弊，让患者承担的风险最小，获益更大。

* 自测您是否为肺栓塞的高危人群

（1）年龄 60 岁以上。

（2）肥胖。

自测题中的八项都是造成肺栓塞的原因，其中最重要的就是久坐，因为久坐时会使静脉血液循环变差，形成血栓。

（3）高血脂。

（4）外伤或者手术后。

（5）久坐。

（6）长期卧床。

（7）孕产妇。

（8）心肌梗死或者心功能不全者。

* 哪些原因会导致深静脉血栓？

血液系统有一套完整的凝血和抗凝的动态平衡。凝血方面不能过度，过度后血液都凝固了，就不循环了。如果凝血和抗凝出现了问题，就会长血栓。另外，还有一个特别重要的原因就是不活动，不活动血会淤积，淤积的血才会不动，只要循环起来血栓就很难生长。还有一些患者什么原因都没有，但是家里经常是几个家属都有血栓形成，这是因为遗传上可能有问题。有很多的疾病像高血脂、心肌梗死、心功能不全、肥胖，都是激发凝血方面高凝的因素。另外，老年人由于凝血和抗凝出现了问题也容易形成血栓，同时也容易出血。

* 防治深静脉血栓的方法

预防肺栓塞最重要的一点就是避免久坐，应该每一两个小时就起身活动一下。而对于需要经常站立工作的人，穿弹力袜可以促进血液回流，防止血栓形成。

防治血栓的方法：第一，避免久坐，坐了很久后应该起来活动一下，这样有助于血液循环，避免血液淤积。第二，在坐飞机的时候，乘客由于空间太小无法活动，这时就可以穿弹力袜。弹力袜可以帮助肌肉收缩，避免静脉血栓。像警察、站岗的战士，都比较适合穿弹力袜来防治静脉血栓。

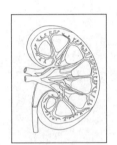

第二部分

肾

第二十章

老人需谨"肾"

讲解人：陈香美
中国工程院院士，中国人民解放军总医院肾脏疾病国家重点
实验室主任、肾脏病科名誉主任、主任医师

* 肾脏出现问题会不会涉及其他脏器？
* 高血压和肾脏病之间有何相互关系？
* 糖尿病是不是引起肾脏疾病的原因？

肾脏跟高血压、糖尿病有着不解之缘，一旦发病全身器官都受其牵连。看似常见的肾脏病，为何会让上亿人苦不堪言？中国工程院院士，中国人民解放军总医院肾脏疾病国家重点实验室主任、肾脏病科名誉主任、主任医师陈香美带您认识肾脏隐患。

* 我国十个人里就有一个肾脏病患者

肾脏，在我们腰部脊柱的两旁各有一个，从它的解剖位置上可以看出它的重要性。肾脏有着非常重要的滤过功能，维持着人体的生理代谢，包括水盐代谢、血压的维持等。肾脏病的发病率是比较高的，是排在心脑血管、肿瘤之后的一个重要的慢性病。从国际和中国的患病率来看，占到了 11% 左右。按照人口数据计算，中国大概有一亿多慢性肾脏病患者。

肾脏是人体中重要的器官，它像一个过滤器，代谢掉我们体内的废物和毒素，而保留对身体有用的物质，像葡萄糖、蛋白质等。同时还负责调节水、电解质，维护身体的酸碱平衡。总之，它既是人体的过滤器，又是平衡人体内环境的调节仪，孜孜不倦地为人体服务着。

肾脏功能一旦损伤，会累及其他脏器，如心脑血管等，而其他脏器如果出现问题，最终也会影响到肾脏的功能。肾功能会随着年龄的增长而下降，40岁以后，每年肾脏功能会下降1%，一旦出现异常会加速肾功能的衰退。

高血压和肾脏病之间会相互影响，高血压会直接导致肾脏损伤，而肾脏疾病又会引起血压的升高。所以高血压和肾脏病之间互为因果，高血压患者患病10年左右会出现不同程度的肾脏损害，如果出现肾功能的减退，就要高度警惕了。

* 肾脏一旦出问题　会累及多个脏器

肾脏有分泌和再吸收的功能，如果尿排不出去，首先会出现浮肿。另外，肾脏还有一些代谢功能及内分泌的功能，所以像钙磷代谢、红细胞生成素的产生、阿尔法D3的产生等都要通过肾脏完成。有时候得了肾脏病，也会发生高血压，这叫肾性高血压；反过来，有了高血压，也可以引起肾脏病。这就说明肾脏本身的生理功能可以调节水盐代谢、调节血压，是内分泌代谢的一个重要器官。在正常情况下，随着年龄的增加，40岁以后肾脏功能会下降，从40岁到80岁经过40年，肾功能普遍下降到20%～30%，所以，对老年人来讲保护肾脏尤为重要。

* 高血压和肾脏病互为因果　相互影响

49岁的白女士发现血压突然居高不下，一直徘徊在120～150毫米汞柱，没过多久她就觉得自己总是腰酸、乏力。到了医院一检查，发现血肌酐140多毫摩尔每升，尿蛋白1个加号，经诊断是高血压引起的肾脏损害。那么高血压和肾脏病有什么关系呢？

专家提示

高血压对肾脏的损伤是巨大的，肾脏病又加重了高血压，两者互为因果，形成恶性循环。如果原来有高血压，控制好了，起码不会在短

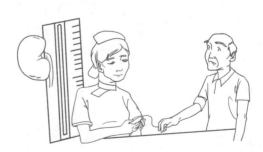

期内出现肾脏损害；如果高血压控制不好，可能在 10 年左右，有些患者更早一些，就会出现肾脏损害。肾脏损害的症状可能有一些蛋白尿，起初蛋白尿非常少，但随着劳累、血压没有控制好，蛋白尿就会有一些波动，有的人还会伴有少量的血尿。白女士的肌酐已经是 140 多毫摩尔每升了，属于肾功能减退，已经进入慢性肾功能不全的行列。从功能分期来讲，这一阶段已经走向三期慢性肾脏病，再往下就进入尿毒症的阶段了。

*糖尿病也是引起肾脏病的原因之一

何先生，15 年前被诊断为 2 型糖尿病，每天服用 6 片二甲双胍来控制血糖，可都没什么效果。不久前他进行了肾脏的检查，结果发现他的肌酐已经高达 400 多毫摩尔每升，而且有大量的蛋白尿，同时血钾也很高。这是典型的糖尿病肾病，医生马上为他安排了住院治疗。

专家提示

慢性肾脏病患者越来越多，与糖尿病患者增多有直接关系。随着糖尿病病情的进展，医生要考虑多种药物，把血糖控制达标。在治疗过程中，因为糖尿病引起的明显的肾脏损害，一般病程都在 10 年左右。如果血糖平时控制得不好，肯定很快就会引起肾脏损害；如果控制得好，可以延缓肾脏病的发生。案例中的患者肌酐是 400 多毫摩尔每升了，已经走向慢性肾脏病功能分期的第四期，并且他还有大量的蛋白尿、高钾血症。在这种情况下，他整个的水盐电解质代谢都发生了紊乱，是属于比较难治的一种糖尿病肾病。

在正常情况下，一般 10 年左右，糖尿病患者会出现肾脏问题。但是如果血糖一直控制不好，则会加速肾脏病的发展，所以要严格控制血糖，及早发现肾脏病的信号。

* 慢性肾脏病是个沉默的杀手

我们的肾脏任劳任怨、默默无闻，能够抗疲劳，一直在工作。它如果出现症状，说明肾脏功能已经不行了，但它不会提早告诉你。所以要去做早期筛查。

第二十一章

留意信号 "便"知肾病

讲解人：陈香美
中国工程院院士，中国人民解放军总医院肾脏疾病国家重点
实验室主任、肾脏病科名誉主任、主任医师

* 肾病信号是否可以通过小便判断？
* 皮肤瘙痒是不是预示着肾脏有危险？
* 应该如何正确辨别肾脏病的预警？

　　肾脏是人体中最吃苦耐劳的脏器，一直在工作，如果出现症状，就说明肾脏已经严重损害，很多人出现症状后，一检查就发现已经到了肾脏病很严重的阶段，所以肾脏疾病要及早发现。那么我们从哪些方面来观察呢？中国工程院院士，中国人民解放军总医院肾脏疾病国家重点实验室主任、肾脏病科名誉主任、主任医师陈香美教授为您解答。

* 浮肿、乏力是最常见的肾脏病早期信号

　　张先生患高血压已经有20多年了，开始并没有很好地控制血压，结果最近几年发现夜尿逐渐增多，有时候晚上得上好几趟厕所，而且经常头晕乏力，走路没劲。到医院检查才发现他已经出现慢性肾衰竭。这时候他才意识到问题的严重性。

专家提示

　　其实，保护肾脏是一生中都要去考虑的问题。尤其

肾脏病的常见信号就是浮肿和乏力，常表现为早晨眼睑浮肿，下午脚和小腿浮肿，另外还会有恶心的感觉。

重要的是，如果有了异常的表现，一定要到医院检查。一是出现了浮肿，比如早上起来眼皮肿，或者下午脚肿。这时候一定要注意，查一下是不是肾脏原因引起的水肿。因为很多种原因都可以引起水肿，包括劳累、没有睡好觉、盐吃得过多、更年期的女性都可能出现水肿，所以是不是肾性水肿要到医院检查。二是乏力、没劲，而且没劲的同时伴有恶心，嘴里面有一种特殊的味道，也就是尿毒症毒素的一些味道，在这个时候，也一定要到医院查一下肾功能。

* 观察尿量变化　可提早发现肾脏病

正常人尿量应该维持在一天 2000 ～ 3000 毫升，大概一个大可乐瓶那么多，这样才能维持正常的全身体液的循环和代谢，如果尿量增多或者减少，都要引起警惕。当然尿量多少也跟饮水多少有关，但是要有这样一个概念，在正常饮水的前提下，如果出现尿量变化，而且持续很久，就要重视了。

过多地饮水，使尿量很多，也一样会加重肾脏负担。因为无论喝了多少水，都要通过肾脏去处理，因此也不需要特别多地饮水。

观察尿液的变化，是早期发现肾脏病很好的方法。如果在饮水量固定的前提下，尿量比以往变多或变少，都要警惕。如果晨尿出现泡沫，而且很久不消失，这一般是尿液当中有蛋白引起的，也就是俗称的蛋白尿，也可能是肾脏病的一种表现。

* 观察尿液泡沫　判断肾脏隐患

如果能看到排尿产生经久不散的泡沫，说明尿里可能有蛋白。因为有蛋白以后，泡沫才会不消失，如果没有蛋白，有一点泡沫很快就会消失，所以这是通过泡沫鉴别肾脏隐患的方法。有人会发现，晨尿中的泡沫较多，这是因为在早晨，尤其是青少年，可能一夜没有排尿，积累了一个晚上，七八个小时以上的尿液中蛋白的浓度比较高,在排尿的时候泡沫就产生得特别多。而白天经常饮水、喝汤,尿液就稀释了一些,相对泡沫也少一些,也不容易发现。所以早晨第一次排尿容易发现有泡沫,这有着非常重要的诊断价值。另外,不论在任何时候,尿里面确实有泡沫,且很长时间不消失,也一定要到肾脏科就诊。

* 观察尿液颜色也可发现肾脏问题

除了观察 24 小时尿量外,还要观察尿的颜色,如果有茶褐色,肉眼看像洗肉水一样的颜色,或是颜色发生了异常的改变,和平时不太一样,这个时候,一定要到医院做尿常规的检查,留早上起来的第一次尿送到医院。

肾脏病严重后会出现肉眼血尿,也就是不用显微镜,一看就看到了尿的颜色像洗肉水一样,或者是茶褐色的,或者像酱油一样的颜色,这些都可能是血尿。但是血尿可能是肾小球疾病导致的,或者继发,或者原发,也可能是膀胱肿瘤等其他原因引起的,还有一些是血管的异常变化,所以要到专科医生那里去鉴别一下。

肉眼血尿是由于尿液当中出现大量红细胞,所以会呈现出像洗肉水一样的颜色,或者茶褐色、酱油色。一旦出现肉眼血尿应当及时去医院就诊,除了肾脏内科疾病会出现肉眼血尿外,也要警惕可能是泌尿系统肿瘤等疾病。

第二十二章

呵护有道　如此"肾"好

讲解人：陈香美
中国工程院院士，中国人民解放军总医院肾脏疾病国家重点
实验室主任、肾脏病科名誉主任、主任医师

* 居家透析是否可以治疗尿毒症？
* 肾脏病预防要注意哪些问题？

　　一种居家操作的透析，让尿毒症患者恢复正常生活。几种常见的预防办法，哪些对肾脏有效？中国工程院院士，中国人民解放军总医院肾脏疾病国家重点实验室主任、肾脏病科名誉主任、主任医师陈香美带您远离肾病困扰。

*尿毒症患者要积极治疗

　　按照人口流行病学的推测，中国有 100 多万名尿毒症患者。不是每一个患者都能做到乐观地面对，所以周围的亲属或者同事都要鼓励他积极治疗。心态与健康有着很大的关系，所以也经常用一句话讲叫"与病同舞"。

*居家透析可治尿毒症

　　郑女士被诊断为慢性肾衰竭后，开始进行血液透析，但是每周要到医院进行 3 次血液透析，每次 4 小时左右，她的时间基本上都花在这上面了，觉得生活都索然无味。不久前因为她血脂高，血液比较黏稠，所以医生为她更

换了一种透析方式——腹膜透析。这种透析方便了许多，而且还能在家自己操作。这到底是一种什么治疗方式呢？

专家提示

腹膜透析的原理非常简单，人的腹腔有一层腹膜，腹膜就像半透膜一样，能够清除一些毒素，血液中的物质都可以通过腹膜进行过滤。把特制的腹膜液注入腹腔，因为腹膜上有血管，血管里面的一些毒素、垃圾，都可以和腹透液进行交换，把毒素融入到腹透液里，再排出体外。

血液透析是不一样的。人工肾血液透析器是化学合成的一个半透膜；而腹膜是人天生的，这个膜也一样能够清除一些毒素，包括一些过多的水分，然后通过灌进腹腔里的腹透液把它排出去，这样不断地进行交换，来维持尿毒症患者基本的体内平衡。

* 透析治疗得当 10年存活率很大

一旦得了尿毒症，患者不要恐惧，因为靠腹膜透析、血液透析可以长期存活，而且存活率还是很高的，所以靠血液透析10年的存活率也比较大。

另外，还有肾移植可以治疗尿毒症，但需要有捐赠的器官，所以全社会都应认识到器官捐赠的重要性，如果更多的人能够认识到捐赠器官的重要性，那么肾移植能够使很多患者受益。

* 肾脏病预防要注意的几大问题

其实肾脏病的预防相对来讲比较简单：第一，不要经常感冒，因为感冒以后各种病毒、感染可以造成肾脏

血液透析是针对尿毒症最常见的治疗办法，是将体内的血液引到一台机器里，把血液中的毒素过滤掉，然后再把血液输送回身体。也就是用这台机器来代替肾脏的功能。腹膜透析是利用人体的腹膜作为渗透膜，用重力作用将配制好的透析液经过导管灌入患者的腹腔，体内的毒素代谢产物就会透过腹膜融到透析液里，再将透析液排出去，从而起到了透析的作用。

肾移植是晚期尿毒症患者最佳的选择，但是由于肾源缺乏、配型困难等因素，我国每年肾移植的患者还不到1%。不过通过透析，患者远期生存率也可以达到10年以上。

预防肾脏病首先要预防感冒，避免病毒的感染；其次要避免急性病变对肾脏的影响，避免憋尿等。另外，还要按时休息，不要熬夜。

损害。第二，不要缺血、缺氧，如拉肚子造成脱水，肾脏血液供应不足就会缺血，因为血红细胞携带氧，没有血液供应会导致缺氧，这个时候也可以引起急性肾损伤。还有在医院里做各项检查的时候，如造影检查，造影剂也可能会造成急性肾损伤。作为患者来讲，也要懂得一些医学知识，要和医生一起保护肾脏。

第二十三章

令人惊奇的肾脏

讲解人：章友康
北京大学第一医院肾内科教授

* 肾脏除了排尿还有哪些功能？
* 如何测定肾小球滤过功能？
* "三无"美白产品与肾脏健康有什么关系？

体检时，人们对哪项检查从来不当回事？两个拳头大小的肾脏，通过什么检查能发现它们的问题？什么人更容易得肾脏病？北京大学第一医院肾内科教授章友康将为您揭晓。

* 不尿检导致慢性肾脏病知晓率低

多数的幼儿园、学校、工作单位做体检，都不做尿液的常规检查和肾功能检查，很多人甚至终身都没有做过尿液检查，这是我国慢性肾脏病知晓率很低的原因。

* 肾脏的作用一：排尿功能

肾脏通过排尿来排泄体内一些代谢的废物，维持体内环境的平衡。这个平衡首先包括水平衡，例如，如果下水道不通，水就会溢出来，所以水平衡是非常重要的。其次是电解质的平衡，包括钠、钾、钙、磷等电解质的平衡。最后是酸碱平衡，因为人每天要吃很多的东西，有很多

肾脏的第一个重要功能就是通过排尿把体内的一些代谢废物排出体外，维持人体水、电解质以及酸碱度的平衡。

的代谢产物，而肾脏是一个很重要的维持酸碱平衡的器官，所以排泄功能是肾脏最主要的生理功能之一。

* 肾脏的作用二：内分泌功能

肾脏的第二个重要功能就是内分泌功能，这其中包括调节血压、促进红细胞生成、维护骨骼健康。

肾脏有重要的内分泌功能。肾脏首先会分泌肾素血管紧张素醛固酮，它可以调节血压。其次可以促进红细胞形成，比如尿毒症往往会导致贫血，在二三十年之前，中国没有促红素，慢性肾衰竭、尿毒症患者都有严重的贫血，生活非常艰难，贫血以后就会乏力，容易得心血管疾病，而肾脏有让红细胞生成的功能。最后肾脏可以保持骨骼的健康，肾脏可分泌有活性的维生素 D_3，促进钙的吸收，保持骨骼的健康。

* 慢性肾脏病的诊断

膜性肾病是肾小球病理中的一种，属于慢性肾脏病。要诊断为慢性肾脏病有两个条件：第一个条件是肾损伤时间有三个月。可以包括以下两点：一是病理学检查异常；二是出现肾损害的标志物，包括血和尿组成的成分异常。另外可以做 B 超、CT、核磁共振等检查，这些医学影像检查的异常，也都能说明肾损伤。如果超过三个月，不管肾小球功能好不好，都可以诊断为慢性肾脏病。第二个条件是肾小球滤过率改变，如果它小于 60，超过三个月，不管有没有肾损害标准，都可以诊断为慢性肾脏病。

* 肾小球像精密的筛子一样过滤废物

肾小球就像葡萄串一样，心脏排血量的 1/4 都要经过肾小球滤过，主要是通过排泄一些废物、毒物，维持内环境的平衡。肾小球像筛子一样过滤废物，而且肾小球有分子屏障、电荷屏障，体内有用的蛋白排不出去，所以肾小球有很重要的滤过功能。平时医生讲的肾功能检查，大部分就是讲肾小球滤过功能的检查。

* 测定肾小球滤过功能方法一：血肌酐

血清里面的肌酐要在清晨空腹测，男性和女性稍有不同，男性正常范围为 53 ～ 101 微摩尔每升（0.6 ～ 1.2 毫克每分升），女性则是 44 ～ 97 微摩尔每升（0.5 ～ 1.1 毫克每分升）。肌酐标准值因肌肉发达程度而异，肌酐的来源是肌肉的一种代谢肌酸的产物，由于男性的肌肉发达一点，女性的肌肉不发达，所以代谢产物也稍有不同。随着年龄的变化，肌酐值也是不一样的，这是因为随着年龄增大，肌肉慢慢萎缩，血肌酐的水平比年轻人低。

* 测定肾小球滤过功能方法二：肌酐清除率

肾小球滤过功能是通过肌酐清除率来反映的，用尿肌酐（每升每微摩尔）乘以每分钟的尿量，再除以血肌酐，得出的数值就是肌酐清除率，正常值大概是 80 ～ 100 毫升每分钟。为什么测了血肌酐，还要测肌酐清除率呢？因为血肌酐的反应比较慢，不像肌酐清除率那么敏感，也就是说肌酐清除率下降到 50% 左右，血肌酐才会上升，所以一些肾功能有早期损伤的患者，肌酐清除率有所下降，血肌酐还在正常范围。测肌酐清除率，要留 24 小时尿，然后第二天早上去抽血，抽完血把 24 小时尿交给检验科，医生会帮你计算出肌酐清除率。

测定肾功能好坏的第二种方法是肌酐清除率，计算方法是尿肌酐乘每分钟尿量，然后再除以血肌酐，这种测定的优势是能更及时地发现早期肾损害。

要注意留精确 24 小时尿，否则算出来的数值差异很大。有时医生会遇到患者送过来的 24 小时尿，一看一天尿量只有 400 毫升，怀疑这个患者少尿，而实际上是患者没有留足 24 小时尿。正确留 24 小时尿液的方法应该是，如早上 8 点钟开始留尿，8 点钟先把尿排掉，8 点钟以后的尿都放在干净的容器里面，包括起夜的，混匀以后比如是 1500 毫升或者 1600 毫升，然后拿出 30 ~ 40 毫升送到医院就可以了。如果家里没有大的容器，那么把 24 小时尿分别放在干净容器，全部拿到医院，医生会帮你量多少毫升并混匀。

* 测定肾小球滤过功能方法三：同位素法测定

同位素测定能分别知道左右两个肾脏的状态如何。

同位素测定的方法是，医生给患者打药，计算两个肾脏的肾小球滤过率是多少，左边肾脏有多少滤过率，右边肾脏有多少滤过率。

* 哪些人更容易患慢性肾脏病

第一，代谢性疾病的患者是慢性肾脏病的高危人群。随着生活水平的提高，现在代谢疾病越来越多，如糖尿病、高尿酸血症、肥胖、动脉硬化，都是代谢性疾病。第二，心血管疾病的患者。第三，65 岁以上的老年人也容易得慢性肾脏病。第四，接触重金属，如汞、铅，也会得慢性肾脏病。第五，慢性泌尿系统感染的患者也容易得慢性肾脏病。第六，有尿路梗阻，比如因为肿瘤等其他原因导致尿道不通畅，也容易得肾脏病。第七，有自身免疫性疾病。第八，如果家里有肾脏病患者，特别是有遗传史的患者，更容易得肾脏病。

* "三无"美白产品危害肾脏健康

很多人买了没有国家注册商标的美白祛斑化妆品，用完之后皮肤倒是白了，但不到两周就发现腿肿，然后到医院检查，发现尿蛋白很多，医生做了肾穿刺，发现这些人有的是膜性肾病，有的是微小病变，有的是肾小球硬化，而根源就是"三无"美白产品。经检查，这类"三无"美白产品中的汞高出我国标准的 170 ～ 4600 倍。

汞可以引起肾脏的病变，导致蛋白尿和肾功能不全。这些患者不用吃任何药，只要把体内的汞排出了，肾病就可以痊愈。所以有些病是人为的，稍微小心点是可以预防的。如果没有做很认真的检查，任由此病一直发展下去，也许会发展到尿毒症，后果是非常可怕的。

第二十四章

您的肾脏健康吗

讲解人：章友康

北京大学第一医院肾内科教授

* 慢性肾脏病的症状有哪些？

* 慢性肾病患者如何饮食？

* 慢性肾病与贫血有着怎样的关系？

当肾脏出现问题时，饮食需要进行哪些调整？更多关于肾脏病患者的饮食原则，将由著名肾脏病专家，北京大学第一医院肾内科教授章友康为您揭晓。

* 慢性肾脏病症状众多

慢性肾脏病早期并没有特别明显的临床表现，部分患者表现为有一些疲乏、劳累，或者下肢有一点轻度的浮肿，如有一些患者今天肿了一点点，明天没有了，或者尿里面泡沫多一点，夜尿增多一点，往往并不能引起患者的警惕，所以慢性肾脏病不容易被发现，就是因为早期并没有明显的症状。

随着慢性肾脏病的发展，临床表现会越来越多，也越来越明显。随着肾功能不全加重，会出现容易疲乏、劳累、食欲不振、恶心呕吐、腰疼、夜尿增加、浮肿厉害等现象，血压往往也会升高。如果继续发展，就是尿毒症。实际上医生在门诊，有些患者一进来，还没说完话，一闻味道，医生就知道这是尿毒症患者、肾功能不全的人。

得了慢性肾脏病，早期可能并没有过多的明显症状，但随着肾功能的恶化及病情的发展，可能会出现乏力、食欲不振、恶心呕吐、夜尿增多、血压增高、贫血、说话时口中带有尿味等症状。

这些人的血肌酐会升高，另外尿素氮也会升高，贫血也越来越重。

* 慢性肾病患者需优质低蛋白饮食

因为慢性肾脏病患者肾功能已经受损，所以摄入大量的蛋白以后，产生的很多带氮的物质就排不出去，从而增加肾脏及心脏的负担。低蛋白饮食可以减轻肾脏负担，不让大量的废蛋白进入，所以应选择优质低蛋白饮食帮助肾病患者逐步得到恢复，让肾脏能够保存一些功能，延缓病情的发展。

* 优质低蛋白饮食的定义

低蛋白饮食是指每天每千克体重的蛋白摄入量在0.6～0.8克。正常人的蛋白饮食，大概是每千克体重1.0～1.2克。所谓优质低蛋白饮食，就是在低蛋白饮食里面要保证有50%～60%的优质蛋白，就是高生物蛋白。也就是摄入后被人体所利用的蛋白，一般指动物蛋白，而且它含有丰富的必需氨基酸。由于肾功能不好的患者体内缺乏必需氨基酸，所以优质低蛋白饮食实际上就是要保证有高生物蛋白，摄入丰富的氨基酸。

* 蛋白质含量分析

肉类：猪肉、羊肉、牛肉和鸡肉。每100克猪肉含有20克蛋白，每100克羊肉含有20.5克蛋白。红肉类基本上都是100克含20%的蛋白。

鱼类：鱼类是白肉，每100克含17%左右的蛋白。

豆类：大豆。大豆里面蛋白含量很高，它的蛋白含

慢性肾脏病，尤其是发展到了肾功能减退的患者，一定要坚持优质低蛋白饮食，因为这是减轻肾脏以及心脏负担的最好方式。

肾功能不全的患者要选择优质低蛋白食物，可以从红肉、鸡蛋、牛奶等食物中摄取。另外，还要控制蛋白的摄入量，以每千克体重0.6克为宜。

量甚至比肉还要高35.1%，如腐竹为44.6%。腐竹的蛋白含量为什么会那么高？因为干腐竹本身水分少，所以蛋白含量高。其他的一些蔬菜水果，有的含有一些蛋白，多数蔬菜里面含1%，所以就可以忽略不计。但豆类中的蛋白不属于优质蛋白。

米面：100克米面里有8～11克蛋白，如果一天吃六两米，蛋白就很多了，既保证了肾脏病不进展，也保证了肾脏病患者能够得到足够的营养。

* 低蛋白饮食加 α- 酮酸有什么作用？

在临床上有很多误解，认为所有的植物蛋白都是坏蛋白。因为豆类里腐竹蛋白高，很多人不敢吃，实际上可以调配其他食物吃。

首先，豆类蛋白中，大豆的蛋白含量比肉都高，里面还有必需氨基酸，所以不要把植物蛋白当成坏蛋白。其次，吃东西要注意高钾血症，肾功能不全的患者中有很多人有高钾血症，要注意含钾的东西不要吃太多，如黄豆、绿豆、冬菇这些东西，含钾非常高。再次，患者要低蛋白饮食，但不是让患者处于营养不良的状态。最后，有条件的可以增加必需 α- 酮酸。但是吃 α- 酮酸必须在优质低蛋白饮食的基础上吃，否则无效。α- 酮酸是必需氨基酸的前身，它可以把体内有害的东西变成有用的东西，防止体内蛋白的分解。

* 慢性肾脏病可能会导致肾性贫血

肾脏可以生成红细胞生成素，所以能帮助红细胞生成，如果肾功能不好，就可能出现贫血，这种贫血叫肾性贫血。治疗此类贫血，只吃补血的药还不够，还要给患者补充红细胞生成素。在这个基础上再补充生成血的原料，如铁剂、叶酸、维生素 B_{12}，有了这些原料，而且要有工厂和机器才能生成红细胞，患者贫血才能缓解。

因为有红细胞生成素，可以让红细胞升得很高，但是不要升得太高，在 110 ～ 120 克就可以了，太高反而会出现心血管的不良反应。

* 慢性肾脏病贫血治疗的意义

随着高血压发病率越来越高，慢性肾功能不全的患者中有84% ～ 90%都有高血压，所以对肾性高血压患者，应该很好地控制血压，来延缓肾功能衰退。

血压的控制程度有很多的标准，如美国高血压预防中心提出，一般的原发性高血压控制在 140 毫米汞柱以下即可，但是慢性肾脏病或者糖尿病患者，理想的血压目标是130/80 毫米汞柱。美国肾脏病饮食中心提出，如果慢性肾脏病患者的尿蛋白小于 1 克，那么血压应控制在 130/80毫米汞柱；如果大于 1 克，需要控制得更严格一点，在125/75 毫米汞柱。美国糖尿病协会也提出，糖尿病患者的血压应为 130/80 毫米汞柱，一些特殊的情况，如老年人，心血管血栓很厉害，血压稍微可以放宽一点。总之，血压控制对延缓肾脏病发展具有很重要的作用。

对于肾脏病患者来说，控制血压非常重要，因为肾脏本身具有调节血压的功能。如果肾脏出现问题，血压就会越来越高。慢性肾功能不全的患者有84% ～ 90% 都有高血压，所以有慢性肾脏病且尿蛋白小于 1 克的人，血压最好控制在高压130 毫米汞柱、低压80 毫米汞柱，如果尿蛋白大于 1 克，血压要控制得更严格，为高压 125 毫米汞柱、低压 70 毫米汞柱。一些特殊情况，如老年人或者心血管血栓厉害的人，血压值可以稍微放宽一点。

第二十五章

小心谨"肾"

讲解人：章友康
北京大学第一医院肾内科教授

* 慢性肾小球肾炎是否属于高发疾病？
* 慢性肾小球肾炎有哪些典型症状？
* 肾小球肾炎由哪些肾脏疾病组成？

五种肾小球疾病，导致它们发生的原因可能就在您的身边。维护肾脏健康刻不容缓，北京大学第一医院肾内科教授章友康将为您揭晓肾病相关问题。

* 慢性肾小球肾炎在我国比较高发

导致尿毒症的疾病，西方国家现在最常见的是糖尿病和高血压，而中国最常见的是慢性肾小球肾炎。中国每年有100万～200万名慢性肾小球肾炎患者进入透析阶段，这是一个非常巨大的数字。因此，防治肾小球肾炎的发展，是我国防治尿毒症最主要的目标。

肾小球肾炎按照病因分类可以分为：原发性肾小球肾炎、继发性肾小球肾炎和遗传性肾小球肾炎。原发性肾小球肾炎常常没有明确的病因；继发性肾小球肾炎则有可能是全身性疾病造成的肾小球损害；遗传性肾小球肾炎是由于遗传基因突变导致的。原发性肾小球肾炎占肾小球肾炎的大多数，仍是目前我国引起慢性肾衰竭的最主要原因。

在中国，导致尿毒症的首位原因是肾小球肾炎，临床上肾小球肾炎又分为五大类：第一类是急性肾小球肾炎，第二类是急进性肾小球肾炎，第三类是慢性肾小球肾炎，第四类是无症状性血尿或（和）蛋白尿，第五类是肾病综合征。

* 血尿、蛋白尿、浮肿是慢性肾小球肾炎的典型症状

慢性肾小球肾炎，患者临床表现有血尿、蛋白尿、浮肿，高血压和肾功能不全，但是发展的速度不一样，临床表现也不一样，预后也完全不一样。诊断是通过尿检和实验室检查，另外还有很重要的一项，就是通过肾脏的活检来诊断肾小球肾炎。

* 肾小球肾炎由一组肾脏疾病组成

肾小球肾炎实际上是一大类疾病。肾炎病因不一样，发病机理不一样，临床表现不一样，病理改变不一样，病程和预后都不相同。但是累及到两个肾脏的一种肾小球病，实际上是一大组疾病。有一些肾炎患者一辈子有血尿，但也不再发展。但是有一些患者，得了肾炎以后，也许仅两周就要进入到透析阶段，甚至危及患者的生命，所以说它是一大组疾病。肾炎有一个特点，即是两个肾脏同时累及的一个疾病。肾小球肾炎不是由细菌感染引起的，有的人把肾盂肾炎跟肾小球肾炎混在一起，肾盂肾炎是由细菌感染引起的一种疾病，要用抗生素治疗；肾小球疾病是一种免疫性疾病，用抗生素实际上是无效的。

* 肾小球肾炎最常见的有五大类

关于肾小球肾炎，临床上最常见的可以分成以下五大类：急性肾小球肾炎、急进性肾小球肾炎、慢性肾小球肾炎、无症状性血尿或（和）蛋白尿、肾病综合征。

1. 肾小球肾炎第一类：急性肾小球肾炎

急性肾小球肾炎，近几年在城市发生稍微少一点，但是在农村很常见。急性肾炎，往往是以急性肾炎综合征为主要临床表现的一种原发性肾炎，急性肾炎综合征是一种急性疾病，患者有血尿，轻度到中度的蛋白尿，水肿，高血压，可伴有一过性肾功能的损伤。这种病有一个显著的特点，即不需要用糖皮质激素，也不需要用细胞毒药物，预后是比较好的。这些患者中有少数过了两个月肾功能还在下降，也没有完全好转的趋势，就应该做肾穿刺明确诊断。

肾小球中有很多细胞，所以整个小球，包括系膜细胞和内皮细胞及很多增生，本来是一团一团的血管球，如果张不开，堵住了，会出现血尿、潴留、高血压等，随着继续发展，很多患者的病情都会消退，可以痊愈，这说明急性肾小球肾炎病理的改变。

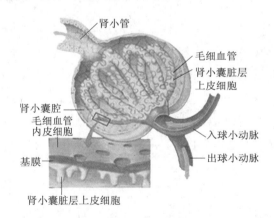

2. 肾小球肾炎第二类：急进性肾小球肾炎

急进性肾小球肾炎，急性发病时患者会有血尿、蛋白尿、水肿、早期少尿、无尿、中度以上贫血、肾功能急进性恶化等症状，几天到几周内，就可以发展为尿毒症。这类病就是肾内科重症或急症，所以一旦怀疑要尽快送到有肾内科的医院进行治疗。

3. 肾小球肾炎第三类：慢性肾小球肾炎

（1）慢性肾小球肾炎定义。慢性肾小球肾炎的简称是慢性肾炎，它的临床表现为不同程度的蛋白尿、血尿、水肿、高血压及肾功能不全，慢性肾炎的病程一般很长，而且它是具有肾功能恶化倾向的一组原发性肾小球疾病。如果早发现之后积极治疗，可以防止或延缓肾功能恶化，防止严重合并症。

慢性肾小球肾炎的发病范围比较广，可轻可重，表现为血尿，也可以表现为轻度水肿，也有可能稍微重一些，患者有不同程度的高血压，肾功能不全，但不是像尿毒症那么重的肾功能不全，病程比较长。总之，慢性肾小球肾炎有肾功能逐步恶化的倾向，这一组肾小球疾病都称为慢性肾小球肾炎。

（2）慢性肾小球肾炎治疗的原则。积极控制高血压，减少尿蛋白，如果患者肾功能不全，要补充优质低蛋白，应该增加必需氨基酸或者 α- 酮酸的摄入。对于这些患者，要不要使用肾科"撒手锏"，也就是糖皮质激素或者免疫制剂，要根据患者的病情需要使用，如果尿蛋白比较多的情况下，而且患者要有适应证，没有禁忌证，就可以考虑用。再有就是避免一些有害的损害肾脏的因素，比如感染、劳累、妊娠等。慢性肾炎病理类型比较广，要根据患者的具体情况延缓肾炎的发展，要有主要的治疗目标。

（3）肉眼血尿不是判断肾小球肾炎的标准。一般的人群，一年体检一次就可以，但是有些高危人群就要查若干次，甚至一个多月就要查一次尿蛋白。每个月都要去观察肾功能变化的情况，比如有些患者是肉眼血尿。肉眼血尿看上去和酱油颜色一样，去医院检查，红细胞

肾小球肾炎的第三类是慢性肾小球肾炎，症状包括有不同程度的蛋白尿、血尿、水肿、高血压。可有不同程度的肾功能减退，慢性肾小球肾炎是具有肾功能恶化倾向的一组肾小球肾病。

指数较高。但是有时候患者非常疲累，一天也没有喝水，小便黄一点，但这并不是肾的问题，所以需要把肉眼观察和医院检查配合起来，才能准确判断病情。

4. 肾小球肾炎第四类：无症状性血尿或（和）蛋白尿

（1）无症状性血尿或（和）蛋白尿定义。患者没有出现水肿、腿肿、眼睛肿、高血压的症状，肾功能也正常，而到医院检查的时候，发现小便里有血尿，有一些轻微蛋白尿，这种病症称为无症状性血尿或（和）蛋白尿。这种情况一般是患者去医院检查时发现小便有问题，或者有人要去当兵，体检时才发现这个问题。

对这种无症状性血尿或（和）蛋白尿，有些患者进行了过度治疗，其实这种情况并不需要特别治疗。的确也有一些无症状的血尿，是由于肿瘤或者其他疾病引起的。无症状性血尿或（和）蛋白尿在诊断之前，要到医院做一次检查，排除肿瘤、结石、结核及一些遗传病。这些都排除后才能确诊。

（2）无症状性血尿或（和）蛋白尿的治疗四原则。

第一，应该定期检查，每三个月或每六个月检查一次。要检查尿沉渣，就是把尿离心以后再去做尿蛋白、肾功能检查和血压检查。女性患者在妊娠过程当中也要观察。

第二，要保护肾功能，避免肾损伤的一些因素，扁桃体炎反复发作和出现与血尿、蛋白尿密切相关病症的一些患者，希望做扁桃体切除，有利于病情的恢复。

第三，轻度的蛋白尿患者，可以用 ACEI 及 ARB，也就是血管紧张素转换酶抑制剂和血管紧张素受体拮抗剂来积极治疗。无症状性血尿或（和）蛋白尿的患者预后是良好的。许多患者，从 20 岁到 60 岁，多数预后是良好的。要做定期随访，避免感染和过度劳累等诱发因素。

第四，有一些患者用了很多偏方，本来没有疾病，

无症状性血尿或（和）蛋白尿是肾内科临床上最常见的一种疾病，往往患者没有水肿、高血压和肾功能不全等典型的症状，往往是患者偶然到医院检查时才被发现的。

后来反而吃出病来了，所以要避免乱用偏方。

5. 肾小球肾炎第五类：肾病综合征

（1）肾病综合征定义。蛋白尿每天大于 3.5 克；低蛋白血症，血浆蛋白低于 30 克，可以诊断为肾病综合征。

肾病综合征患者会出现大量蛋白尿，因为肾小球被很多细胞占据，水就滤不出来，水的潴留会引起血管通透性增加，尤其眼睛、血管通透性差，人容易浮肿。去查小便，里面有很多红细胞。还可以查一些其他指标，包括补体 C_3 等，有利于诊断。要明确诊断链球菌感染导致的肾炎，还要到医院进一步检查。

（2）肾病综合征治疗原则。肾病综合征的治疗，特别是年龄大的人，一定要注意其他疾病引起的肾病综合征，比如肿瘤，肿瘤可以引起肾病综合征。很多患者 60 多岁，到医院看肾病，做 CT 时发现腹腔里有一个很大的恶性肿瘤，把恶性肿瘤去掉后，肾病也好了。还有一些肾病综合征患者有一些其他的疾病，比如老年人中的淀粉样变，平时不容易发病，应该到医院进一步检查，排除其他疾病引起的肾病综合征。虽然肾病综合征的标准只有两个，但是它引起的病理类型有多种，预后也不完全相同，所以治疗需要根据它的病理类型来改变。现在治疗采用的最普遍的一个方法就是糖皮质激素和免疫抑制剂治疗。免疫抑制剂有很多，如环孢素 A、环磷酰胺、骁悉、FK506 等。这些药都可以用来治疗肾病综合征。

很多患者认为肾病综合征就是大量蛋白尿，于是拼命补蛋白，却补不进去，尿蛋白还会越来越重，病情越来越不好控制。其实蛋白摄入应控制在每千克体重 0.8～1 克，甚至比正常水平低一点更好。用低盐来防止水肿，对症治疗。减少蛋白尿，可以用血管紧张素转换酶抑制剂，或者血管紧张素受体拮抗剂，主要的治疗可

肾小球肾炎第五类是肾病综合征，它的临床表现有四大特点：第一，有大量的蛋白尿，每天大于 3.5 克；第二，是血浆蛋白低于 30 克每升；第三，高脂血症；第四，浮肿。有前面两条就可以被诊断为肾病综合征了。

以用免疫抑制剂和糖皮质激素，根据不同的病理类型和患者的不同情况来制定合适的治疗方案。对于肾病综合征治疗，希望患者到医院，让医生制订一个治疗方案，而不是自己想当然地治疗。

第二十六章

关注您的肾脏健康

讲解人：章友康

北京大学第一医院肾内科教授

* 出现血尿标志着身体出现了什么问题？

* 肾脏健康除了要看尿液的颜色之外，还应该关注什么？

* 什么样的饮食方法能减轻肾脏负担？

* 哪些药物会引起肾脏损害？

　　正常人尿量究竟应该有多少？不同颜色的尿液到底预示着肾脏发生了怎样的变化？药物对肾脏的损伤，怎样才能降到最低？北京大学第一医院肾内科教授章友康带您透过尿液看肾脏健康。

＊正常尿液呈淡黄色、透明　泡沫量很少

　　正常的尿液实际上是一种淡黄色的、透明的液体，淡黄色主要来自于小便中的尿色素，如果喝水很多，尿色素被稀释了，就变得更透明了；如果喝水很少，尿很浓，颜色就会加深。尿液放了一段时间以后，出现一些轻微的浑浊，这是由于小便里有盐类，盐类沉积下来以后，可以产生轻微的浑浊。

　　正常情况下尿液里没有什么泡沫，剧烈振荡以后，可能有少量的泡沫在里面。但是尿液里如果有大量蛋白的时候，尿液中的泡沫就会很多。因为蛋白引起尿液表面的张力发生变化，可以产生很多的泡沫，有大量、经

如果偶尔出现少量的泡沫尿，或者是在剧烈振荡下尿液才出现一点泡沫，可以继续观察有没有持续和增多的迹象，一旦增多最好到医院进行检查。

久不散的泡沫时，一定要到医院检查。泡沫越多，往往意味着尿蛋白越多。

健康人尿液中的蛋白基本上呈阴性，蛋白不会从尿液中排出去，机体有这样的一个保护能力。正常情况下蛋白出不去，因为肾脏中有分子屏障和电荷屏障，所以如果是正常人，即使吃了很多蛋白，尿液中也不会出现大量的泡沫。出现大量泡沫往往说明病变加重了，但这指的是肾脏病患者吃了大量的蛋白，泡沫量会加重。

* 红色尿提示的健康问题

红色尿见于肉眼血尿，有人描述像洗肉水样的改变，也有人描述像酱油色一样，这些都是肉眼血尿。还有就是服用一些药物的反应，比如服用治疗肺结核的药物，吃了以后小便就变成了橘红色，尿液颜色的改变是有多种原因的。

血尿是非常复杂的一个问题，至少可以包括以下几个方面：

第一，外科性血尿。肿瘤、结石、血管畸形、肾脏外伤，都可以引起外科性血尿。

第二，肾性血尿。多见于肾小球疾病，比如 IgA 肾病、遗传性疾病都可以引起血尿。

第三，全身性疾病同样可以引起血尿。比如血液病、感染性疾病，也包括一些药物引起的血尿。

第四，生理性血尿。这种情况见于一些激烈运动的患者。另外，如高烧 39 摄氏度、40 摄氏度，尿液中出现几个红细胞，也是正常的，因为机体缺血了，可以产生一些代谢产物，从而引起血尿。能引起血尿的还包括左肾静脉的压迫引起的综合征，医学上称为"胡桃夹现象"，特别见于一些瘦高、苗条的女子。一个人在很消瘦又没有脂肪的情况下，左肾静脉容易被压迫，引起血尿，也特别常见于一些青少年中。

* 肾结石自检小方法

血尿可能是肾结石的症状之一，可以用一只手放在腰部，另一只手去叩击，在有结石的部位会感到非常疼痛。如果有些人是肌肉劳损，敲上去反而会感觉舒服。

肾结石也要看它在什么部位，如果在输尿管的部位，会引起严重的绞疼，患者浑身出大汗，疼得在地上打滚。有些时候，结石在肾盂里，它不动，也没有什么特别的症状。要想判断有没有结石，还是要到医院去做 B 超和 CT，也可以做静脉肾盂造影，都可以得出很明确的结果。

* 尿量并非越多越好

正常人的尿量每天是 1000～2000 毫升，也就是平均 1500 毫升。尿量与失水量和入水量有很大关系，比如出汗非常多，无形中失水很多，尿量就可能减少。

尿量不是越多越好，正常人如果在正常饮水、饮食的情况下，一天超过 2500 毫升为多尿，超过 4000 毫升为尿崩。

一个人 24 小时的正常尿量应该为 1000～2000 毫升，相当于三瓶矿泉水量，如果尿量超过四瓶矿泉水量为多尿，少于一瓶矿泉水量为少尿。

* 保护肾脏 少吃高嘌呤食物

"以肾补肾"实际上来源于中医以"以脏补脏"、"以形补形"的一种传统说法。中医古籍中就有用鹿肾医治肾虚阳痿的记载。但是，动物内脏食疗也会对人体一些脏器构成潜在的威胁。因为动物肾脏含有较高的嘌呤类物质，嘌呤类物质代谢的最终产物是尿酸，对于肾脏功能不全的患者，常合并有尿酸排泄的障碍，如过多食用动物肾脏，易导致高尿酸血症，进而引起痛风发作或加重肾脏的损伤。尿酸对肾小管间质会构成破坏，所以"以脏补脏"当因人而异，应该谨慎食用。

赵先生平时爱吃肉、动物内脏、海鲜，还爱喝啤酒，他觉得这么吃不但满足了胃口，还能让自己的身体更加结实有劲，但谁知道，在新一年的体检中，他却被查出患上了肾病。

专家提示

我们的饮食主要由蛋白质、脂肪、碳水化合物等组成，长期或者持续的高脂、高盐、高蛋白、高能量和高嘌呤的饮食，都会造成对肾脏的损害。

高嘌呤的食物可以分几个等级，像金字塔一样。某种程度上动物内脏都含有高嘌呤，而且是嘌呤含量最高，内脏包括脑、肝、肾等，都含有高嘌呤，所以如果是有高尿酸血症的患者，或者是关节疼痛、有结石的患者，最好不要吃高嘌呤的食物。肉类，包括鱼类嘌呤含量也比较高。干果、坚果中嘌呤含量也不少。还有一个很重要的——啤酒，里面同样含有很多高嘌呤物质。

如果患者本身有高尿酸血症，吃了高嘌呤食物以后会加重病情，如果患者本身就有痛风，也会加剧痛风的症状。2/3 的尿酸是通过肾脏排出的，对于肾功能不好的患者，更容易发生高尿酸血症。

* 保护肾脏　用药需谨慎

很多药物会引起肾脏的损害，包括某些抗生素，比如庆大霉素、卡那霉素会对肾脏有影响。再比如吃了很

要想保护肾脏，首先要平衡饮食，其次要加强运动。患有高尿酸血症的患者应该多喝水，保证每天有 2000 毫升的尿，这样可以减少尿酸结晶存积在关节和肾脏中。

多磺胺类的药，又不喝水，药物成分可以在肾脏引起一些结晶，导致肾功能不全。除了抗生素外，像一些消炎药、抗肿瘤药物，也可以导致肾脏功能不好，所以在用药的时候需要特别注意。如果用药以后发烧了，发生药物热，出现药物性的皮疹，甚至有些人有关节疼痛、淋巴结肿大，特别是一旦发现少尿或无尿，一定要赶紧去医院，这多数是由于药物引起的肾损伤，通过早期的诊断，明确了原因，治疗后是完全可以得到恢复的。

第二十七章

关爱健康　呵护肾脏

讲解人：章友康

北京大学第一医院肾内科教授

* 慢性肾脏病发病率到底有多高？

* 生活方式的改变是否是导致肾病高发的原因？

* 尿常规、肾功能，定期体检是否可以发现早期肾病？

　　肾脏在我们的身体中到底发挥着怎样的作用？尿毒症、肾衰这些可怕的疾病究竟从何而来？北京大学第一医院肾内科教授章友康为您讲解肾脏疾病如何早期发现以及相关的检查都有哪些。

* 了解肾脏的结构和功能

　　人体有左右两个肾脏，分别位于腰部脊柱的两旁。肾脏的外形像蚕豆一样，基本上和两个拳头差不多大，有9～11厘米。肾脏为实质性器官，肾实质可分为皮质和髓质两部分。沿肾门将肾脏切成前后两半，可以看到肾脏的内部结构。靠外面的为肾皮质，包含肾小管及肾小球；向内为致密而有条纹的肾髓质，含血管较少。肾脏生成的尿液是由肾盂、输尿管流入膀胱，再通过尿道排出体外的。

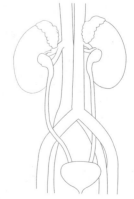

　　肾脏的四大功能：

第一，肾脏可通过调节尿液，维持人体水的平衡。肾脏最基本的功能就是生成尿液，就像每家都有下水道一样，如果水很多，没有下水道的房子就要被水淹。肾脏要把我们喝进体内的水转化成尿液，维持水的平衡。

第二，肾脏可排出人体的代谢产物和有毒物质。人体每天都要进行新陈代谢，一日三餐吃进很多东西，体内就会有很多的代谢产物，通过呼吸、粪便等排出。肾脏排出的毒素是一些小分子的物质，比如尿素、尿酸等，这些有害物质可以通过肾脏排出。

第三，肾脏可调节人体酸碱平衡和电解质平衡。人体内要维持一定的酸碱度，pH 在 7.4 左右是正常的，太酸、太碱都会影响我们的生理功能。另外，体内有很多的电解质，包括钠、钾、钙、磷等，通过肾脏能达到调节电解质平衡的目的。

第四，肾脏具有很重要的内分泌功能。肾功能不好、尿毒症患者会有严重的贫血，因为肾脏能够产生红细胞生成素，从而帮助红细胞的生成。另外，肾脏可以帮助产生活性的维生素等。肾脏本身还有很多对高血压、水电解平衡起调节作用的内分泌功能。

* 引起慢性肾病的几大因素

慢性肾病是非常常见的疾病，从目前中国和国外的研究来看，慢性肾病发生率是 10%。也就是说，中国大概有 1.3 亿人患了慢性肾病。而肾病被大家了解得很少，知晓率非常低，即便像美国这样的发达国家，对肾病的知晓率也只有 10% ～ 20%。

引起慢性肾病的原因主要有以下五大方面：

第一，生活、工作节奏加快，由此带来运动的时间减少，休闲放松的时间减少。

第二，生活方式、饮食结构改变。糖尿病、高血压、高血脂、高尿酸、肥胖的人群都在增加，由这些代谢性疾病引起的慢性肾病增多了，也就是说富贵病引起的肾病增多了。

第三，其他疾病导致的继发性肾病。比如乙肝、结核病、血吸虫等其他的一些疾病导致的继发性肾病也会增加。

第四，药物性的肾损害增加。随着医疗条件的改善，人们对健康更加重视，看病机会多，吃药的机会也多。实际上有一些药品对肾脏是有损害的，比如很多非固醇类的止痛药对肾脏是有损害的，包括一些减肥药，会在不知不觉中引起肾脏病。

第五，人口老龄化。随着年龄的增加，肾脏发生故障后，它的储备功能、抵抗功能也会下降，会引起更多的发病机会。

* 在中国肾小球肾炎是引起肾衰的最重要病因

肾小球肾炎，代谢性疾病中由糖尿病、高血压等引起的肾病，间质性肾炎，遗传性肾病（多囊肾），梗阻性肾病，都是导致肾衰的主要原因，但是到目前为止，中国最常见的导致肾衰的原因还是肾小球肾炎。未来5～10年，代谢性疾病引起的肾损害有可能会排在第一位。

* 肾炎早期症状不明显

赵先生来北京做销售工作已经8年了，这些年他忙碌工作最大的动力，就是在北京买一套属于自己的房子，

早期肾炎很难通过症状进行判断，因为肾炎的非特异性症状比较多，而且症状往往十分轻微，最好到医院进行检查。

今年这个愿望终于实现了，但是，每月 3000 元的房贷让他的压力非常大。于是，赵先生每天都加班加点地工作。可是，从今年 5 月开始，他的睡眠变得越来越差，腰也老是痛。另外，每天早上起来脸也是肿的。他不知道这些症状是否提示自己的肾脏已经出现了问题。

专家提示

肾炎早期症状一：腰疼。腰疼的原因很多，不仅肾脏病会引起腰疼，其他的一些病，包括腰肌劳损、椎间盘突出等也可以引起腰疼。所以出现腰疼应该仔细分析，去肾内科和骨科进行相应的检查。

肾炎早期症状二：乏力。如果出现乏力、容易疲劳，特别是出现眼睑、面部、下肢的轻度浮肿，或者尿液中泡沫多，尿液颜色改变等，要进行进一步的检查。

* 肾脏疾病早期检查

对健康人群来说，早期发现肾脏疾病是十分重要的，因为肾病的早期症状并不明显，因此要重视每年一次的体检。体检时要关注以下几项检查：

（1）尿常规。尿常规检查里面包括有没有血尿、有没有蛋白尿，如果有尿蛋白、红细胞，要进一步进行肾功能检查。

（2）肾功能。肾功能检查要关注血肌酐和肌酐清除率。

（3）影像学检查。肾脏的影像学检查包括 B 超、CT、核磁共振。简单体检时做 B 超就可以了，B 超能发现肾脏的大小、宽度、厚度有没有异常，也就是能看出肾脏是不是有萎缩。

第二十八章

肾病检查早知道

讲解人：章友康

北京大学第一医院肾内科教授

* 肾脏检查多久进行一次为宜？
* 肾病的临床表现有哪些？
* 如何减轻肾脏负担？

　　健康人群到底应该通过什么方式，才可以预防患上肾病？具有高危因素的人群，又该怎样避免破坏肾脏健康？北京大学第一医院肾内科教授章友康，为您讲解肾脏疾病如何及早诊断、积极预防。

* 保护肾脏要合理饮食　减轻肾脏负担

　　对一些有高危因素的患者，比如患有高血压、高血脂、高尿酸血症、肥胖，还有超过 65 岁的老年人，他们患肾病的风险比正常人要高，这些人更要注意肾脏有没有受损。首先要在医生的指导下，把基础病控制好；其次在饮食方面要低盐、低糖、低嘌呤、低核酸代谢产物、低脂饮食。大量的动植物蛋白进入人体后，最终都会变成代谢产物，比如尿素、尿酸等。这些尿素、尿酸的排出都要通过肾脏。所以大家不要暴饮暴食，以免增加肾脏负担。

　　盐摄入量应该控制在每人每天 6～8 克。而中国人，尤其是北方人，摄盐量大概一天是 18～20 克，远远高于健康标准。盐吃多了以后，可以引起血压升高等其他一些问题，对肾脏也有直接的损害。一般低盐饮食的患者，其血压要比高盐饮食的患者至少减 10 个毫米汞柱左右。血压越高，对肾脏的破坏就越快，因此要把血压控制在一个合理的范围。一般控制在 120/80 毫米汞柱左右是比较理想的，年龄超过 65 岁以上的老人，控制在 140/90 毫米汞柱以下是比较安全的。

* 注意生活习惯　重视肾脏检查

对于女性来讲，特别是上班族，一定要多饮水，不要憋尿。因为女性泌尿系统感染的原因，第一就是喝水少，第二是憋尿，一上午就去一次厕所，甚至憋了半天，这样非常容易引起泌尿系统感染、肾结石等疾病。

对于高危人群，至少每半年应该去查一次肾功能和尿蛋白。微量白蛋白就是蛋白尿里一种中等量分子的蛋白，这对医生判断有没有肾脏损害、内皮损害、糖尿病以及肾病都有比较好的帮助。必要的时候还可以做其他的一些检查，比如可以做同位素检查，看看两个肾脏的血流怎么样，两个肾脏的肾功能怎么样，以便早期发现肾脏病。

* 肾脏有储备功能　确诊后积极治疗避免恶化

肾脏的功能很强大，两个肾脏之中，一个出现病变，人的日常生活没有太大变化，说明肾脏有储备功能。所以要早期发现肾脏损害，更多地关注自己的肾脏，一旦发现肾脏疾病，要控制不再继续发展，防止发展为尿毒症。

* 防止尿毒症发生　必先减少尿蛋白

首先，要控制蛋白尿。蛋白尿对于任何一种肾脏病都是有害的，蛋白尿越多，往往肾病越重，尿蛋白可以是微量蛋白，也可以是阴性蛋白，也可以是一个加号，甚至到四个加号。有些患者尿蛋白一天可以到十几克、二十几克，血浆蛋白非常低。原则上肾脏病患者要尽可能把尿蛋白降到正常范围，或者降到小于 0.5 毫克，甚至小于 0.3 毫克才更安全。

其次，如果患者肾功能不好，最好能采用低蛋白饮食。就是蛋白尽可能不要太多，但是要保证是优质蛋白，也就是 50% ～ 60% 的动物蛋白。有些氨基酸人体自身不能合成，只要能保证体内蛋白质的平衡就可以了。蛋白量要控制在每天每千克体重 0.6 ～ 0.8 克。

比如一个体重 60 千克的人，按照每天每千克体重 0.6 克算，就是一天不超过 36 克蛋白。那么 36 克蛋白到底是多少？二两瘦肉（100 克）一般含蛋白 18 ～ 22 克，也就是说一天要控制在 4 两瘦肉以内。再比如一个鸡蛋里面蛋白大概是 7 克，100 毫升的牛奶含 3 克蛋白，二两米、面含的蛋白质大概是 7 ～ 8 克。如果算出来一天可以吃 40 ～ 45 克蛋白，在总体不超过这个量的前提下，里面大概 50% 是动物蛋白，这就达到优质低蛋白饮食的标准了。

* 贫血是肾病的临床表现之一

贫血是肾病，尤其是肾病后期的非常重要的临床表现之一。肾脏可以生成红细胞生成素，所以到肾脏病后期的患者，肾脏产生不了红细胞生成素，或者红细胞生成素明显减少，导致红细胞不能生成，患者就会产生贫血，这是最主要的原因之一。另外，慢性肾病患者往往有食欲不振、消化不良的症状，吃不进东西，得不到充分的营养，也是引起贫血的一个原因。对于这样的患者，医生会注射促红细胞生成素，但仅仅注射促红细胞生成素是不够的，还需补充铁、叶酸等，因为促红细胞生成素仅仅给身体一个动力，而造血的原料是铁、叶酸、维生素 B_{12} 等，所以贫血的肾病患者，一定要在治疗肾性贫血的同时，再用促红细胞生成素。

第二十九章

莫让"筛子眼儿"越变越大

讲解人：刘文虎

首都医科大学附属北京友谊医院肾内科主任、主任医师

* 肾病综合征的并发症有哪些？

* 肾病患者中哪些人最先出现并发症？

* 糖尿病患者要怎样注意肾脏健康？

突发急症，让人命悬一线，竟是意想不到的元凶在向我们伸出魔掌。一种常见疾病同样凶险，一旦发现，绝大多数已是中晚期。您的身体是否已经潜藏致命危机？首都医科大学附属北京友谊医院肾内科主任、主任医师刘文虎，带您化险为夷，探秘常见肾病背后不为人知的致命隐情。

* 肾病综合征并发症

肾病综合征在肾内科来讲，是一种常见疾病。除了它自身的表现之外，肾病综合征还会有四大并发症。第一个并发症，也是四大并发症之首的是血栓和栓塞性疾病。肾脏是身体很重要的器官，它在执行功能的过程中，有一个基本的单元叫肾单位，也就是肾小球，肾病综合征总的来讲是一类肾小球的疾病。肾病综合征的一个特点是有大量蛋白尿，肾小球是血液滤过的一个器官，血不可以随便滤出去，否则血就丢失掉了。肾小球内有一个像"筛子眼"一样的结构叫滤过膜。

如果同时出现大量蛋白尿、低蛋白血症、高脂血症、水肿，就可能发生了肾病综合征，应该及时到医院就诊。

比如拿一块布当作正常的滤过膜，大米当作蛋白，因为蛋白是分子，有大小，在滤过膜正常的时候，怎么晃大米都是过不去的，这就是说有用的东西如红细胞、白细胞、血小板、白蛋白、球蛋白、凝血因子都留在血管内不被扔掉。假如滤过膜受到了损害，它的孔径发生了变化，"大米"就会漏下去。

第二个并发症叫低蛋白血症，一般低到 3 克以下每分升。在蛋白质合成过程当中，肝脏常常为了补充丢失的蛋白，产生的一个副产物就是血脂，肝脏为了合成更多丢失的蛋白，所以高脂血症就产生了，这是第三个并发症。如果蛋白从血液当中丢失，血液当中的液体成分就没有办法保持在血管内，容易渗透到血管外，所以出现了第四个并发症——水肿。

* 慢性肾病的第一大并发症——血栓栓塞性疾病

肾病综合征发生血栓栓塞性疾病的概率是 30% ～ 60%。其实人体内每时每刻都有血液的凝固现象，但是同时有一个很好的系统是纤溶系统，它们是一个平衡状态，像杠杆一样，一边凝一边溶。当这种平衡被破坏之后，要么出血、要么就形成血栓，而在肾病综合征状态下，它不仅丢失有营养的一些白蛋白，很多凝血的和纤溶的因子也会丢失，所以在不同的患者体内就会出现失衡。对于肾病综合征患者来说，蛋白丢失掉，血液就会浓缩，因为它不能保持血液成分、液体成分在血管内，而要转移到血管外，所以得了肾病综合征之后往往会肿得很厉害。这时候医学上称之为血液浓缩。血液浓缩后就比较黏稠，静脉血流速又慢，再加上凝血因子和纤溶

肾病综合征容易在肺、肾、下肢等静脉系统发生血栓，也可能在动脉发生血栓，出现心肌梗死。因此，一旦出现单侧下肢水肿、血尿、腰部剧烈疼痛的情况，就要及时到医院肾内科进行检查，排除血栓风险。

因子的失平衡变化，最终肾病综合征患者就非常容易形成静脉血栓。血栓在血管里形成和停留，在某些活动中，它会从血管中脱落下来，继而就形成栓塞性的疾病。最常见的是肺栓塞，因为在肾病综合征状态下，血栓主要形成在静脉里面。特别是大的静脉如股静脉、下腔静脉，包括肾静脉。这些部位的血栓一旦脱落，马上就会进入到右心房、右心室，右心室的血液只能进入到肺，而肺内的结构又特别像肾小球，是由一个非常纤细的像筛网结构一样的毛细血管所组成的器官，还有肺泡气体的交换。所以，血栓从肺脏是无法通过的，一旦形成血栓就会堵塞肺脏的血管，形成肺栓塞。血栓随时随地都有可能发生，它也有可能在某种状态下消失和脱落。所以，如果血栓很大，会像心肌梗死一样迅速让人毙命。

* 肾病往往是糖尿病患者最先出现的并发症

肾病往往是糖尿病患者最先出现的并发症，最短两年内就可以发生肾病。

50岁的老刘已经有5年的糖尿病史了，平时都自己在家监测血糖，还比较平稳，因为没有什么不舒服的症状，所以没有到医院做过检查。只是3年以前查过一次尿常规，发现有微量蛋白尿。因为觉得没大事所以自己也就没管。直到最近的几天，老刘肠胃炎发作，腹泻比较明显。没承想腹泻好了之后，怎么喝水都没有尿，这样持续了两天，老刘开始出现周身水肿、呼吸困难、意识模糊，急诊化验肾功能指标急剧升高，超过正常值的10倍，生命垂危。经过诊断，老刘是发生了急性肾衰竭。这让老刘的家人觉得非常意外。难道这肾病一点预警都没有吗？而且才得了5年糖尿病，怎么一下子就肾衰了呢？

专家提示

肾病分为几个阶段：第一期叫滤过率下降；第二期叫微量白蛋白增多，前两期是可逆的；到第三期叫临床蛋白尿期，这个时候通过尿常规检查就能看到有加号；第四期可能就是大量蛋白尿包括肾功能损害的阶段；第五期就是透析替代，即尿毒症阶段了。

老刘早年发现有微量蛋白尿之后，对蛋白尿的重视度不够，糖尿病恰恰是非常容易让人忽略肾病的一个因素，因为它是潜行性发展，一点一点严重的。所以，身体反应信号在早期不太突出。随着糖尿病肾病的发展，到一个阶段之后，比如一次劳累、一次呕吐或者服用不恰当的药物等一些外在原因，会突然间让肾功能受损，肾脏功能就可能迅速坍塌，让患者在短时间内死亡。

* 肾病的表现

第一，肾病综合征的表现，肯定是"三高一低"。大量蛋白尿才能称之为肾病综合症。但有的也可以表现为少量蛋白，以肾功能损害为主。糖尿病可以表现为肾病综合征。第二，肾病的大部分患者都有不同程度的水肿，比如面部、下肢的水肿。这时一按腿上就会有一个坑。第三，蛋白尿，有肾病之后或多或少都会影响到滤过膜，所以几乎100%的患者都会存在蛋白尿。实际上得了肾病之后，很多人都有高血压，而随着肾病的发展，血压往往会变得越来越难以控制，肾炎可以引起高血压，高血压可以损伤肾脏。所以患有肾炎等肾病的患者，对血压的控制尤其重要。另外，如果得了尿毒症，那是肾病的最终阶段，出现了低钙血症的时候可以出现抽筋，当然，腿肚抽筋不算是肾病早期的表现。

出现蛋白尿、全身浮肿、血压居高不下、腿肚子抽筋，都是肾病的表现，出现这些症状之一，就要警惕肾病来袭，应及时到医院进行肾功能检查。

* 糖尿病患者要格外警惕肾病

60 岁的老王患糖尿病 5 年了，血糖一直波动不大，糖化血红蛋白基本都维持在 7.3 毫摩尔每升左右，但是最近这段时间他却发现自己的双腿水肿很厉害。由于担心是肾脏出了问题，于是老王到医院进行了肾功能的检查，但检查结果显示他的肾功能是正常的。那么这能不能说明老王的肾脏没有问题呢？

专家提示

目前诊断糖尿病肾病除了做肾穿刺这种有创检查之外，通过无创检查如果发现糖尿病患者出现微量蛋白尿，也是诊断早期糖尿病肾病的一个敏感的指标。患者有糖尿病的病史，腿有水肿但可能查肾功能没有问题。其实肾功能异常和尿蛋白的出现不是同步的，即水肿和肾功能异常也不一定同步。也就是说得了肾病，出现急性肾功能衰竭，随着水肿的出现，肌酐当时就可能变化，甚至肌酐值更早地表现出增高。如果患者的糖尿病在一定的阶段，尿蛋白可以很多，但是它的滤过功能还没有影响肌酐的清除。所以，检查结果完全可以不高，但不高不代表不是糖尿病肾病。糖尿病肾病首先表现为丢失蛋白，随着蛋白丢失时间的增加，逐渐才发展到丢失蛋白的同时出现血清肌酐的上升，这时候就进入了肾功能的损伤期。老王只是糖尿病肾病，还没有大的肾功能损害，也就是说，肌酐清除还没有受到影响，这个时候血清肌酐值还在正常范围。老刘患了糖尿病肾病，但还不是特别的严重，对他的肾功能还没有太大的影响，所以在肾功能检查上，没有显现出来。肾功能检查和尿蛋白检查代表了不同的意义。糖尿病肾病在发达国家已经成为肾

由于糖尿病早期肌酐值可能不增加，因此糖尿病患者即使肌酐值不高，也不能表示就没有肾病，还要做一个尿常规检查来进一步确诊。

衰竭透析的第一位原因。2012 年，北京新进入透析行列的患者当中，糖尿病也基本上处于第一位的病因。所以在筛查过程当中不要认为肌酐不高，就没有糖尿病肾病，这是一个错误的理解。

* 肾脏的定期超声检查

肾病患者每年要做一次肾脏的超声检查。因为从肾脏的超声学上讲，如果是糖尿病肾病，可以看到肾脏在变大，而其他有一些损害可能导致肾脏缩小。在形态上可以发现区别的同时，也便于发现肾脏有没有结石、积水、肿瘤。从肾脏病、糖尿病和糖尿病肾病方面来说，这些检查都是很重要的。糖尿病肾病分为五个阶段，第一个是高滤过期，也就是说血糖在增加，肾脏也在完成工作，血糖过高，渗透压就过高，肾脏就会排出过高的糖。一般血糖超过 120 毫克每分升，肾脏就会排出过高的糖。所以这个时候血糖过高就给肾脏增加了负担，肾脏这时就出现一种高过滤状态，这个时候可以理解为它已经出现了非常早的改变，但这个时候没有结构性变化，只是功能性变化。只要把血糖控制住，这种高滤过就会降下来。所以对于糖尿病肾病患者来讲，在很早期的阶段，做超声的时候常常看到肾脏体积变大，糖尿病肾病实际上重在早期的发现与处理。

* 眼底检查也能发现肾脏毛细血管损害

一个非常简便、无创的检查是看眼底，因为眼底是检查体内毛细血管是否有病变的一个无创的窗口。而对于糖尿病肾病来讲，实际上肾小球就是一些毛细血管，就像毛线团一样缠绕在一起，所以当眼底的血管有损害的时候，它往往与肾小球的损害有同步性的关系。要发现肾脏是否有损害，如果做肾穿刺，创伤比较大，而看眼底就可以无限次使用且无损害。所以，眼底是反映肾脏小血管损害的一个窗口。因此，每年检查一次眼底十分必要。

* 发现肾脏病要同时检查尿和血

虽然蛋白尿和血肌酐是反映肾功能的重要指标，但只查血或者只查尿，都不能准确反映肾功能，应及时进行尿常规和血液检查才能明确。通常半年到一年做一次检查就可以了。超声检查可以比微量蛋白尿更早地发现肾病端倪。

* 糖尿病患者预防肾病要注意饮食

糖尿病肾病患者面对的最重要的问题就是高血压，不管是否有肾病，其高血压的发病率至少在 60% 以上。而高血压反过来对于心、脑、肾都是有损害的。另外一个问题就是高血脂，这与不良的生活方式有密切的关系。比如蘑菇好就大量吃蘑菇，老汤好就拼命喝老汤，结果会对肾脏产生损害。糖尿病患者控制蛋白的摄入很重要，每人每天每千克体重摄入不超过 0.8 克蛋白是标准，比如，70 千克体重的人，每天蛋白的摄入以不超过 56 克为宜。

糖尿病患者还要控制好血压、血脂、尿酸，才能避免肾病的侵袭。

第三十章

谁在"谋杀"你的肾

讲解人：刘文虎
首都医科大学附属北京友谊医院肾内科主任、主任医师

* 肌酐指标为什么是评价肾功能的重要指标？

* 规律作息是否可以远离肾脏疾病？

* 长期憋尿为什么会损害肾脏？

一次偶然的体检，年轻小伙儿身陷绝境。探寻病因，路途坎坷费周折。他能否重获新生？首都医科大学附属北京友谊医院肾内科主任、主任医师刘文虎，带您揪出生活中的伤肾隐患。

* 肌酐值是评价肾功能的重要指标

30 岁的小杨，正值青春壮年，本该和同龄人一样享受着人生这段最美好的时光。但他的人生经历却颇为曲折。事情还要从两年前说起，那时的小杨在周围人的眼中是个活泼开朗的大男孩，但是在一次偶然的体检中，一个检查指标从此改变了他的人生，他的肌酐值高达 180 微摩尔每升，医生提醒他必须马上到医院做进一步检查。医生通过他的各项检查结果，几乎给这位年轻人的肾脏判了死刑，这让小杨备受打击。

专家提示

肌酐值是目前在诊断评价患者肾功能方面使用最为普遍也是比较可靠的一个指标，是国际通用的。肌酐在

尿毒症是各种肾脏疾病发展的最终阶段，一旦患病，唯一的办法就是进行透析治疗，等待最佳时机换肾。

体内有一个正常值，它的量与肌肉的含量是密切相关的，一般来讲20克左右的肌肉组织可能会产生1毫克的肌酐。对于正常的肾脏功能，过多的肌酐会代谢排泄掉，它其实是反映肾脏体内毒性的一个标志。正常人肾脏的肌酐值大概为80微摩尔每升。对于这位患者来说，他的两个肾脏肌酐值已经达到180微摩尔每升，显然他两个肾脏完成工作的能力达不到健康人的一个肾脏。所以代表了他的肾脏有严重的损坏，也就是说出现了肾功能不全，随着疾病的发展逐渐就进入了肾功能衰竭的后期阶段，也就是尿毒症阶段。

＊肾炎通常找不到确切原因

被查出患有尿毒症之后，小杨疑惑不解，因为自己身体一直都很好，平时连感冒发烧都很少得。怎么就能得上尿毒症呢？小杨怎么也想不通，会不会是医生的判断有误呢？那么事情的真相到底是什么？让他得上尿毒症的真凶能否浮出水面呢？

专家提示

没有其他原因导致的肾炎叫原发性肾炎，比如像小杨一样，没有什么原因，但去医院检查已经是肾功能衰竭阶段。由高血压、糖尿病、痛风引起的肾炎，叫继发性的肾炎。肾炎主要指的是由很多不明原因导致的体内的内环境紊乱。免疫系统紊乱可能导致肾炎，特别是激发了体内的免疫紊乱之后，比如风湿、类风湿性关节炎，就是典型的免疫紊乱。肾脏内有一个完成肾功能的基本单元，叫肾小球。肾小球发生结构和功能的破坏，导致水肿、蛋白尿、高血压等。肾小球都变成了纤维球，全都发生硬化了，它就失去了滤过功能，这个时候肾脏就彻底无法工作了。肾炎对于发展中的中国来讲仍然是导致尿毒症的第一位病因，在未来有可能被其他疾病所代替，但现在得了肾炎之后，在临床上不一定有症状。医院门诊的 10% ～ 20% 的患者是镜下血尿，也叫潜血，这部分患者当中 80% 的患者可能在 10 ～ 30 年内肾功能都是正常的。如果一个人得肾炎之后肿得比较明显，血压比较高，难以控制，大量蛋白尿经过治疗之后无法缓解，这样的患者经过 10 ～ 15 年以后，就有可能发生肾功能衰竭，乃至于到尿毒症阶段。

原发性肾炎通常没有症状表现，一旦被发现很多人就已经发展成肾功能衰竭。

* 规律作息可远离肾脏疾病

大学时的小杨一直热爱体育运动，几乎每天下课后都会打一场篮球。但工作之后小杨的生活方式有了很大的变化。因为工作繁忙，他运动的时间少了很多。每天更多的是在喝酒应酬，忙不完的工作还会带回家，每天基本都会熬夜。那么到底是谁在悄悄地"谋杀"了小杨的肾呢？

专家提示

只有规律的良好的生活习惯才能保持身体代谢过程的平衡。生活不规律很容易感染，吃东西不注意卫生、腹泻这些情况都会激发体内的一个免疫过程。也许小杨的身体有他自己的特异性，产生的抗体原本是杀灭微生物用的，这种东西在不恰当的时候出现，也会伤害自身。所以他有了肾炎之后，再加上这些不良的生活习惯，就加剧和恶化了肾脏病的发展。身体的抵抗力减弱，感染会激发体内的防御反应，免疫系统紊乱，它不仅对抗外来的一些致病微生物，同时对于身体组织，也有攻击能力，某些类型的肾炎就是这样发生的。传统医学中医认为，熬夜也可能损害我们的肾脏，因为熬夜会使免疫力降低，使病毒有机可乘，所以建议您尽量在晚上 11 点前睡觉。

人在 10 点以后就要做睡觉的准备，最好是在 11 点开始睡觉，才能保证身体器官代谢维持在一个比较平衡的状态。

* 饮食平衡保肾脏健康

人在生活中要讲究平衡饮食，吃多了高蛋白食物之后，在体内至少可以代谢出很多的尿酸类物质。现在有一个流行的病叫代谢综合征，吃得很多，运动很少，结果长得很胖，这些人很多都尿酸高。尿酸高不仅易得痛风，也易得尿酸性肾病。如果已经有了肾脏病的话，这些高蛋白饮食再吃得过多，肯定对肾脏的负担很大。但千万不要因为这样一个原因，从今以后只吃萝卜白菜，营养不良同样也会伤肾脏。

饮食平衡很关键，对于健康人来说，可以适量食用肉类，对于已经出现肾脏疾病的患者来说，要控制蛋白的摄入。

对于正常人来说，非要算一个量的话，根据中国人调查情况来看，一天一个正常人每千克体重吃 0.6 克左右的蛋白已经足够了。因为现在人的营养摄入比较丰富，热量充足，吃一点蛋白能保证体内正常代谢就可以了。

* 长期憋尿会引发肾脏疾病

憋尿会诱发感染。因为尿液憋在身体里面，不能保证绝对没有污染。特别对于女性，憋尿常常是膀胱炎的一个诱因，膀胱炎没有得到及时的控制和治疗，感染向上蔓延，通过输尿管到肾盂里，就会出现急性肾盂肾炎，之后转成慢性肾盂肾炎，同样也可以发展成尿毒症。

第三十一章

惹癌上"肾"

讲解人：欧彤文
首都医科大学宣武医院泌尿外科主任、主任医师

* 肾癌的早期有何症状表现？
* 肾癌是否可用微创手术进行治疗？
* 肾功能不全的患者又将如何保护肾脏健康？

连日来的疲劳感，却找不到原因，到底是谁在偷偷作怪？危险大，风险高，两次手术能否成功解除患者体内的隐患？首都医科大学宣武医院泌尿外科主任、主任医师欧彤文，教您如何保护好肾脏。

* 肾癌早期无症状　影像检查很关键

2012 年 7 月，58 岁的王女士总感觉身体特别疲惫，什么活都没劲儿干，总想躺在床上，家里人不放心，说服她到医院去检查身体。血液检查之后，发现她的肝指标有一项偏高，医生就建议她做 B 超检查。

B 超的结果很快就出来了，王女士的儿子被医生单独叫进了诊室里，医生拿着检查单告诉他，在王女士的左侧肾脏上面有阴影，很有可能是肾癌，建议再做一个 CT 来确诊。CT 诊断结果让王女士的家人一时间难以相信，医生说她左侧肾脏上面有一个超过 10 厘米的巨大肿块，右侧肾脏上面也出现了两个 1 厘米左右的肿块，怀疑是左侧肾癌发生了转移，那么王女士肾上的肿块到底是不是肿瘤呢？

专家提示

如果CT发现肾上有一个肿物，大概有90%的概率是恶性的。所以，结合王女士CT的一些特异性影像学表现，医生有比较大的把握，认定王女士肾脏的肿瘤是恶性的。

医生们认为比较可惜的地方，就是王女士其实之前去查过血了，但是，影像学的检查之前没有做。像她的肿瘤长到这么大，如果是每年有B超检查，可能较早就发现了这个肿瘤，那治疗面对的困难，也就不会像现在这么大。

肿瘤的特点，尤其在早期，是没有症状的。王女士其实很幸运，因为她的这些症状是别的原因引起的，也可能是因为劳累，也可能是因为一些其他的疾病，去做了一个检查，发现了肿瘤。如果因为肿瘤出现这个症状的话，可能已经很晚了。其实大部分恶性肿瘤，在早期或者说在能有机会治疗的阶段，都是没有很明显症状的。

* 肾癌可用微创手术进行治疗

2012年11月的一天，王女士被推进了手术室。医生要通过腹腔镜的方法，在后腰的位置，切开3个1厘米的小切口，分别放入手术器械和内窥镜，进行肾脏的切除手术，等肾脏被完全切掉以后，再在旁边切开一个小于10厘米的刀口，取出被切下来的肾脏。手术整整进行了8个小时才把左侧肾脏成功切除。

专家提示

原来传统的手术方式俗称开刀，其实腹腔镜微创手术也是开刀，但是医生通过一些设备的改进，把患者的损伤进一步地减少，这样患者的痛苦减少，恢复得也比传统手术要快得多。

* 肾脏有强大的储备功能

2012 年年底，王女士再次被推进了手术室，医生要通过这次手术切除她右侧肾上面的肿瘤，由于肿瘤的位置非常靠近动脉血管，在切除过程中，如果手术刀偏离 1 厘米碰到了大血管，就会导致这个肾脏需要被整个切除，而且由于王女士只剩下了这一个肾脏，所以阻断血管的时间不能超过半小时，否则即使手术成功了，保留下来的肾脏也会因为长时间的缺血缺氧导致坏死，任何的差池都可能保不住她的肾脏。

专家提示

人的肾脏是有很大储备功能的，比如进行肾移植手术，将亲属的肾脏移植到患者身上，亲属捐出一个肾，只剩一个肾脏也并不影响生活。人的两个肾脏，只要剩 30% 的功能，就基本能够完成人体代谢的需要。但正常人是两个肾在干活，王女士现在只剩下一个肾了，但是从她的肾脏功能来看，能否完成她身体所需要的这些工作，用什么来判断呢？通过抽血化验。化验有一个最明显的指标——肌酐。如果她的肌酐是正常或者接近正常的，那就说明这个肾脏的功能是正常的。

* 肌酐值是反映肾脏功能的重要指标

手术以后，王女士的身体恢复得很好，唯一让家人担心的就是她的肌酐值，达到了 500 微摩尔每升，这个数据几乎是正常值上限的四倍，如果这个数据不降下来，就很有可能发展成为尿毒症，到了那个时候，即使手术成功了，肾功能也无法起作用，王女士只能靠透析来维持生命了。

专家提示

尿毒症就是重度肾功能不全。正常女性肌酐值界定在 104 国际单位，随着肾功能越来越不好，肌酐值就会越来越高，达到 600 左右，就是重度肾功能不全。肌酐值如果在 200 以下，可能基本上感觉不出有什么不舒服。因为肌酐代表的就是肾脏功能。所以，像王女士刚做完手术时，她的指标就接近重度肾功能不全的诊断。

手术后大概 1 个月的时候，王女士的肌酐值降到了 170 多，再恢复一段时间后，降到了 120 左右。肾脏自己也有一个慢慢修复的过程，在做手术的过程中，想要对肾脏不造成任何的损伤是办不到的，手术毕竟阻断了肾脏的血液供应。应该说，患者能恢复到 120 左右的肌酐，对她将来的生活就不会有太大影响了，这个值代表了她肾脏功能恢复的情况。

* 保护肾脏健康食谱

肾功能不全的患者，医生会给建议，让患者吃一些低蛋白、低盐的饮食，否则可能会加重肾脏的负担。医生通常建议患者吃高质量的蛋白质、碳水化合物，使营养达到均衡。豆类归根结底是一种植物蛋白，经过肾脏代谢的成分比较多，会加重肾脏的负担，肾功能不全的人要吃优质蛋白，像鱼肉、牛肉等。豆类的蛋白也是蛋白质，但是它不像动物蛋白这么优质。蛋白质是人体必需的物质，如果不摄入蛋白质，营养就不均衡。所以这时医生会建议，肾功能不好的朋友，不要吃豆类这种不是特别优质的蛋白质，而要吃肉类等优质蛋白质。

第三十二章

健康从肾脏开始

讲解人：李学旺
中国医学科学院北京协和医院肾内科教授

* 腰痛是不是意味着有肾病？
* 高尿酸血症会对肾脏造成损害吗？
* 肾衰有何早期征兆？

哪些危险因素会对肾脏造成伤害？高嘌呤饮食成为慢性肾病的潜藏危机。痛风与肾脏健康到底有着怎样的关系？中国医学科学院北京协和医院肾内科教授李学旺为您讲解"健康从肾脏开始"。

* 肾脏是一个神奇的器官

一个肾脏大概由 100 万个小的肾单位构成，这些小的单位构成了肾脏的滤过，维持人体水电解质的平衡和内环境的稳定，同时还有内分泌的功能。所谓滤过，即每天吃进去的很多食物，喝进去的很多水，在肾小球进行滤过，通过尿液把身体里的毒素排出去。另外，吃进去的药，一部分经过肝脏代谢，一部分经过肾脏代谢，经过肾脏代谢的药也是通过

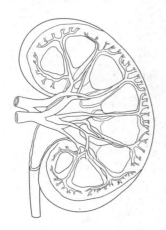

肾脏具有滤过、维持水电解质平衡和内分泌的功能，通过肾脏可以将身体里产生的毒素排出体外。

尿液排出去的，排泄代谢废物和毒素。喝进去的水，每天也要经过一定的尿量排出，否则人就会出现水肿。除了维持水的平衡之外，还要维持各种电解质，比如钠、钾、氯，还有酸碱平衡，也就是维持身体内环境的稳定。

* 大量服用镇痛消炎药物可能导致肾脏损伤

长期大量服用止痛药可造成止痛药肾病，所以，在服用药物时，一定要按照说明书或医生的要求服用。

如果有头疼脑热的情况，每天吃一片、两片止痛剂，不至于发生肾脏损害的问题。而更主要的问题是那些常年的由于关节疼痛、全身疲乏不适而每天吃很多止痛药的人。由于止痛药所造成的肾病，在肾脏病当中有专门的一种就叫做"止痛药肾病"。每年由于药物所造成的人体损害为数不少，所以医院都有这么一个规矩，在给患者用药的时候，首先要了解这种药的副作用是什么，在用药方面一定要注意。

* 有了肾病要正确选择饮食

肾脏是代谢蛋白质的重要场所，如果肾脏受损，就不能代谢大量的蛋白质，所以要限制蛋白摄入。正常人的摄取标准为：体重（千克）×1（克）/天。肾功能不全的人摄取标准为：体重（千克）×0.6（克）/天。比如一个60千克的肾病患者，每天只需摄取蛋白质：60×0.6=36克，就足够了。

肾病患者要严格控制蛋白的摄入量。比如一个肾功能衰竭的患者，每天往往需要每千克体重0.6克蛋白，正常人每千克体重需要1克蛋白。这1克蛋白的摄入量可以从200克的豆浆、50克的豆腐、一袋牛奶（250～300毫升）、25克瘦肉，或者半个鸡蛋中获取到。

一般认为摄入一个鸡蛋、一两肉、一袋牛奶、一块豆腐差不多会有7克左右的蛋白。大家可以根据这个量来判断摄入蛋白的多少。比如拿一位体重60千克的肾病患者举例，一天蛋白摄入36克就足够了，这36克的蛋白，就可以吃一个鸡蛋（7克蛋白），再加上100克肉（14克蛋白），再加上豆腐等，最后满足 36 克的蛋白摄入量。

* 肾脏病导致的腰疼有特点

慢性肾脏病可以导致腰疼。比如医生经常看到这样的人，肾结石的患者突然疼起来之后满头大汗，从腰部向尿道口放散，同时伴有尿血，疼得死去活来，到医院急诊就诊，这样的情况属于肾绞痛，像刀扎一样的疼痛。还有一种急性肾盂肾炎，肾盂的部位疼痛，肾盂发炎了之后有的是一侧，有的是两侧，在检查的时候一按疼得很厉害，这也是一种腰痛，这种患者还有发烧、打寒战的情况。另外一种腰疼就是我们常常所说的得了肾炎之后的腰酸，患者指不出具体是什么位置疼，像这样的情况也是一种肾脏疾病的疼痛。

慢性肾病的症状之一就是腰疼，但并不是所有的腰疼都是肾病导致的。

* 高尿酸血症会对肾脏造成损害

夏天大家都愿意吃海鲜、喝啤酒，是不是海鲜加啤酒就一定等于高尿酸血症呢？答案是否定的。但是，很多代谢方面有问题的人，吃了海鲜之后会诱发痛风，喝了啤酒之后血尿酸会升高，这是很常见的。如果海鲜吃得太多，尤其是动物内脏吃得太多，这个时候就容易发生高尿酸血症，这当中有一部分人属于代谢综合征，就是既有肥胖，又有高血压、高尿酸、高血糖。

尿酸是嘌呤代谢所产生的，可是尿酸是要经过肾脏排泄的，所以有高尿酸血症的患者，肾脏会有损害。会有尿酸性的结石，还会有高尿酸性的肾病，也可以引起肾功能衰竭。所以高尿酸本身和饮食有关，和代谢有关，最终造成肾脏的损害，同时也可以引起肾功能衰竭。

动物内脏的嘌呤含量非常高，经常食用这样的食品，容易导致高尿酸血症，而高尿酸血症会对肾脏造成伤害，引起肾功能衰竭。

慢性肾病的患者也
要补充充足的水分。
此外，为了保证毒
素能排出体外，健
康人每天的尿量应
控制在 1500 毫升左
右，差不多相当于 3
个矿泉水瓶的容量。

* 喝水足量对肾脏有利

根据人喝水的多少，肾脏是可以调节尿量的。如果
保证毒素不留在肾脏里面，那喝水产生的尿量，每天应
该是 1500 毫升左右，在 400 ～ 2500 毫升之间，都算是
正常的尿量，而正常的尿量多少与天气、喝水的多少和
每个人的需要有关。一般是不会让尿量超过 2500 毫升的，
经常超过 2500 毫升是非生理状况，在这种情况下就要
注意。

* 怀疑肾脏问题应该及时检查

建议大家到医院里面去做检查的时候，要做血常规
的检查、尿常规的检查，要量血压，即使去医院看高血压，
也要验尿，糖尿病患者也要验尿，保证一年有 1 ～ 2 次，
即使是肾功能正常的人也要验一下肌酐和尿素氮。这样
就能在早期发现很多肾脏问题，早期发现肾脏问题之后，
医生在治疗上就会有很好的办法。

* 糖尿病、高血压是慢性肾衰的主力后
备军

随着患高血压、糖尿病的人不断增多，目前，大约
有一半的尿毒症患者都是由于这两种病导致的，其中 90%
的肾衰患者合并有高血压。与此同时，每 10 个糖尿病患
者当中就可能会有 1 个人肾衰竭。糖尿病、高血压与肾
脏病的密切程度绝不亚于孪生兄弟。

无论是高血压患者还是糖尿病患者都是慢性肾功
能衰竭的主要后备军，也就是说，如果这两种慢性病
控制不好，时间长了之后会发展成高血压肾病、糖尿

糖尿病和高血压都
是慢性肾衰的主力
后备军，一般患 1
型糖尿病 7 ～ 10 年
就有可能得肾病，2
型糖尿病患者 5 年
后，就应该特别关
注肾脏健康。

病肾病，再进一步就会发生肾功能衰竭，需要透析。在美国透析的患者当中，首要原因是糖尿病，其次就是高血压。

* 血压越高越易导致肾衰竭

有这样一位患者，早就被诊断患了 IgA 肾病，是慢性肾炎的一种。慢性肾炎的患者有的时候血压很高，由于他没有注意，照常工作、照常加夜班，突然有一天发现眼睛看不见了，高血压造成了眼底出血，到医院一检查，仍然是肾炎造成的恶果。肾炎和高血压常常是连在一起的，尤其是 IgA 肾病，高血压本身造成出血，实际上他已经进入到中末期肾功能衰竭。越是年轻的肾炎患者，越是对自己的情况不太注意，血压越高的人，越容易进展到肾功能衰竭，所以希望大家在这方面要特别注意。

* 糖尿病肾病、高血压肾病患者早知道

水肿的症状大家经常会遇到，比方眼睑的水肿和下肢的水肿，往往是让患者直接到医院里找肾脏病医生看病的第一症状。其实除了水肿之外，还有一些其他的征象，比如最近血压控制起来有困难、最近尿量比以前少了等。得了糖尿病的人，应该经常注意查尿有没有微量白蛋白，有没有高血压，有没有其他的情况，而得了高血压的患者也不要忘记查尿常规。只有这样才能够使这两种患者减小慢性肾脏病的发生概率，同时一旦发生可以早知道、早治疗。

糖尿病和高血压有可能导致慢性肾炎，对于已康复的肾炎患者，应注意定期到医院检查以防止复发。

一般肾脏病的症状是从浮肿表现出来的，但是有时候容易被大家忽视的就是贫血，这是由于肾功能衰竭后，肾脏当中的红细胞生成素产生减少引起的。

* 莫把肾衰当贫血

贫血的现象在慢性肾脏病患者当中是很常见的，因为肾脏产生红细胞生成素，肾功能衰竭后，红细胞生成素产生不够的，患者就会出现贫血。贫血也不是无法造血，而是血色素五六克这样的情况，这就是所谓的肾性贫血。肾性贫血的治疗是用促红细胞生成素，现在已经有这种药物了，这种药物打进去之后再加上铁剂，患者的血色素就能恢复正常。对于普通人来说，不要认为有了贫血之后就一定是其他的问题，有可能是肾脏病的一个表现，一定要注意，有了贫血也要想到自己可能有肾脏病。

第三十三章

呵护"排毒"工厂

讲解人：刘刚

北京大学第一医院肾内科主任医师

* 糖尿病患者患肾病一定是糖尿病肾病吗？

* 尿里蛋白质流失是否可以用食物补充？

* 预防感冒能减少肾脏病的复发？

一个人可以同时患两种以上的肾病吗？出现蛋白尿造成蛋白流失时，通过食物补充蛋白质是否来得及？哪些情况会引起肾病复发？北京大学第一医院肾内科主任医师刘刚为您解答。

* 糖尿病患者患肾病不一定是糖尿病肾病

2001 年 5 月，邱先生受凉之后，两条腿和双眼睑出现轻度的浮肿，尿中泡沫增多，他就找了个诊所开了三副中药，喝了之后浮肿加重、尿量减少。短短 20 多天的时间，身高一米七，体重 64 千克的邱先生，体重增加了 20 千克，达到了 84 千克。于是，邱先生拖着"臃肿"的身体，赶紧到医院的急诊检查。急诊为了进一步诊治，把邱先生收入本院的内分泌科，在那里医生对他的诊断是糖尿病肾病、肾病综合征、糖尿病血管病变，另外肾功能不全原因待查。同时，伴随着检查结果而来的，竟然还有一张医生开出的病危通知书。

其实邱先生是糖尿病的"老病号"，从 1974 年发病到 2001 年，邱先生已经有 30 多年的糖尿病史。之前一直没有治疗，直到 2001 年，邱先生 61 岁的时候，因为吃东西多、喝水多，体重下降，到医院检查过身体，当时他的血糖空腹为 13.3 毫摩尔每升，餐后 21.6 毫摩尔每升，诊断为 2 型糖尿病。当年医生建议他口服降糖药治疗，但后来因为血糖控制得不理想，改用皮下注射胰岛素治疗，可是血糖控制依然欠佳。那么，邱先生的浮肿和多年的糖尿病有关系吗？

专家提示

实际上糖尿病合并肾病的形成就像腌制一头糖蒜，一头活的蒜，在糖水里泡得时间足够久，就变成了糖蒜，这时的糖蒜已经是死掉的蒜，即使再把它泡在清水里面，它也不会发芽了。要想救活它，就要在它形成糖蒜之前，把它赶快从糖水里拿出来，泡在清水里。如果血糖过高，我们的身体器官就像是泡在糖水里，久而久之就会导致严重的糖尿病合并症。

但是，糖尿病患者患肾病不一定就是糖尿病肾病。糖尿病患者患肾脏病实际上有三种情况，第一种情况就是糖尿病肾病，这是最常见的，大概占到 80%。第二种情况就是糖尿病患者又得了另外一种新的肾脏病，大概占到 20%。第三种情况既是糖尿病肾病，又得了另外的肾脏病。而案例中提到的邱先生就属于第三种情况。

* 尿里蛋白质流失过多无法用食物补充

正常人的尿液中也会含有少量的蛋白，全天排出的尿液中蛋白含量大概是 0.15 克，肾脏病患者的尿液中蛋白含量是正常人的 100 倍。一只鸡蛋中蛋白的含量在 7 克左右，但是在进入人体后会有一个消化吸收合成的过程，人体内流失的是合成后的蛋白，加上患者发病时肠道水肿消化吸收困难，所以尿里蛋白质流失过多无法用食物进行补充。

* 肾穿刺病理检查可以判断是哪种肾病

医生注意到，邱先生的 2 型糖尿病诊断明确，在不正规治疗 30 多年后出现肾脏病变，他发病时血尿不突出，伴有高血压、周围血管及神经病变，因此，糖尿病肾病的可能性的确很大。但是，邱先生当时出现的尿量减少，血肌酐迅速上升却不是糖尿病肾病的典型特征，由于这两个理由，医生认为邱先生的病不能用糖尿病肾病解释，还需要进一步检查，确定他是否存在非糖尿病肾损害。

医生针对邱先生的情况先为他做透析，排出体内额外的水和毒素，在病情相对稳定后又做了肾穿刺的病理检查。

专家提示

肾穿刺虽然听起来恐怖，但在实际操作中并不会感觉到特别疼痛，是通过一枚带有弹簧槽的针刺入体内，取出一块 1 厘米左右铅笔芯粗细的患病组织进行化验，表面只会留一个针孔，但是专家建议做完肾穿刺后卧床 24 小时再下地活动。

医生在邱先生身上发现有三种肾脏问题，第一是糖尿病肾病，第二是急性间质性肾炎，第三是肾脏的微小病变。而导致他急性肾衰竭的原因就是急性间质性肾炎，大量的蛋白尿则是肾脏的微小病变造成的。由于糖尿病肾病是不可逆的疾病，只能慢慢维护，所以主要是治疗后两种问题，通过注射或口服药物和利尿等方面的治疗可以缓解水肿和蛋白尿的症状。

* 预防感冒可减少肾脏病复发

2001 年 6 月，邱先生受凉后嗓子痛、咳嗽，并且再次出现双眼睑和下肢的浮肿，他到医院检查，尿量从标准的 2000 毫升，减少到 500 毫升，而这种尿液的大量减少说明肾脏发生了病变，导致排尿出现了问题。而医生认为邱先生再次出现的肾脏疾病复发与感冒有着密不可分的关系。

专家提示

肾脏的微小病变是一种自身免疫的异常，体液中会产生一种对肾脏有毒性的物质，人在感冒时会接触新的病毒，体内免疫状态就会重新进行调整，而调整本身也会出现一些偏颇，在感冒时特别容易复发微小病变。肾脏微小病变的患者，50% 都会复发。导致复发的因素里排第一位的是感冒，第二是劳累。

* 了解肾脏健康　尿液检查很重要

糖尿病患者一定要常规地测血压，要查尿常规，看有没有尿蛋白，建议每三个月到半年查一次。特别是新发的糖尿病患者。建议糖尿病患者还可以做微量白蛋白的检测，因为如果尿常规里的尿蛋白是阴性的，并不能代表就一定没有早期的糖尿病肾病，一些糖尿病肾病患者在做尿常规时尿蛋白并没有加号，但是微量白蛋白的水平却在 30 ～ 50 毫克每升，而正常人是在 20 毫克每升以下，这说明肾脏的损伤是存在的。

要预防肾脏微小病变的复发，平时应尽量保持口腔卫生，另外病好之后应适当进行身体锻炼。

怀疑自己有肾脏疾病可以要求做一项微量白蛋白检查，结果比尿常规检查更能清楚地看出有无肾脏损伤，出现腿肿和尿液中的泡沫经久不散的情况应及时就医。

第三十四章

小肾脏带来的大问题

讲解人：刘刚

北京大学第一医院肾内科主任医师

* 尿常规检查如何区分肾病和肾炎？

* 肾单位从何时开始衰减？

* 高血压是否可以导致肾衰竭？

面对上百种肾脏疾病，如何粗略分类查真凶？尿蛋白出现加号，究竟预示着身体发生了怎样的变化？40 岁以后肾脏每年会有 1% 的损耗，有哪些方法可以保护肾脏，延缓衰老呢？北京大学第一医院肾内科主任医师刘刚为您解答。

* 尿常规检查区分肾病和肾炎

2008 年的一天，马先生无意中发现自己的脚脖子有点儿肿，于是到家门口的医院做了一个检查，检查中医生告诉他尿常规的化验单显示尿蛋白有 3 个加号，情况很不好，建议他到大医院的肾内科再看看。在那里得到了同样的化验结果，同时医生也告诉他尿蛋白 3 个加号就是已经到头了，持续时间长会导致肾衰竭，严重的会导致死亡。

马先生的检查除了尿蛋白有 3 个加号之外，更让医生感觉棘手的是 B 超结果，马先生的肾脏大小是 9.5 厘米，比正常的 10 厘米略小。另外，他的肾实质也变薄了，大概是 1.3 ~ 1.4 厘米，而正常人的肾实质应该是 1.5 厘米。在肾内科医生的口中有这么一句话："不怕肾大就怕肾小。"肾小很有可能是萎缩的一种表现。那么，在马先生身上出现的种种现象究竟指向了哪种疾病呢？

专家提示

马先生在出现这次蛋白尿之前，实际上已经出现肾功能的慢性损伤，是年龄、高血压几个因素长期共同作用的结果，出现蛋白尿后等于又有了一个新的肾病。肾脏疾病比较常见的有几十种，少见的则有几百种，都叫肾脏病，医学上有一个很实用的分类，就是先区分肾病和肾炎。如果以蛋白尿为主，一般叫肾病，如果以血尿为主，就叫肾炎。因为以大量蛋白尿为主的时候，主要是肾脏里面的一些结构改变，不以炎症为表现；而出现血尿的时候，肾脏里面有炎症细胞的侵略。因为马先生发病时有水肿和蛋白尿，所以医生便把排查方向侧重在了肾病上。由于马先生的肾脏已经萎缩，不能做穿刺，医生根据临床经验来判断他得的是一种膜性肾病。

* 膜性肾病占肾病综合征患者的 1/4

膜性肾病是一种在我国引起肾病综合征最常见的疾病，占整个肾病综合征患者的 1/4。膜性肾病之所以发生，是由于自身免疫异常导致肾脏中的肾小球基底膜出现问题造成的。如果肾小球基底膜正常，就像一个屏障一样把蛋白留在体内，尿液中是不会漏出蛋白的，而马先生的肾小球基底膜很有可能出了问题，才会大量漏出蛋白，出现尿蛋白 3 个加号。

* 适当的激素治疗对维护肾功能有重要作用

膜性肾病有一个长期缓慢的发展过程，而且一旦沾染上，就不容易去除并且它会导致不同的结局。1/4 的患者经过一段时间之后可以完全缓解，恢复正常。1/2 的患者大概在 10 ～ 15 年之后进展为尿毒症，要做透析。最后 1/4 的患者会长期处于肾病蛋白尿的状态。就一般情况来讲，如果临床表现较轻的话，可以观察半年的时间，同时用一些保守的药物来进行保护，看能否缓解，如果不能缓解可以用少量的激素进行治疗。

* 血肌酐反映肾脏的排毒能力

马先生经过一段时间的药物治疗，各项化验指标逐渐出现了好的转机。其实，在这次生病之前马先生曾经体检过，并且肾脏也查出过问题。15 年前马先生在检查身体的时候，发现右肾有一个 2 厘米 ×3 厘米的囊肿，当时医生认为这个大小的肾囊肿没有必要治疗，所以马先生也就自然而然地不当回事了。2006 年体检时，他的血肌酐是 140 毫摩尔每升，他也没有在意。直到 2008 年因为浮肿到医院检查，他当时的血肌酐是 140 毫摩尔每升，比正常值 133 毫摩尔每升略高。虽然高得不多，但是对于马先生而言却意味着他的肾功能已经受到了损害。

专家提示

良性的肾囊肿不需要治疗，与肾病之间没有关系。而肌酐是我们肌肉代谢的一种产物，血肌酐反映肾功能排泄的情况，肾功能下降，肌酐值就会升高。血肌酐的标准值是 133 毫摩尔每升，从 133 毫摩尔每升到 140 毫摩

血肌酐超过标准值意味着 50% 以上的肾脏不能工作。

尔每升有一个本质的差别。正常人切去一个肾之后，肌酐值都不会超标。血肌酐超过标准值意味着至少 50% 的肾脏不能工作。

* 40 岁以后每年衰减 1% 肾单位

普通人 40 岁以后，每年要衰减 1% 的肾组织，这是自然规律。案例中的主人公在 80 岁时只有 40% 的肾脏在工作，而按照正常的衰减速度他还应该有 60% 的肾脏在工作。这 20% 的亏损与他高血压的长期损伤有关。另外，只要有 15% ～ 20% 的肾脏在工作我们就可以完成一些最基本的代谢，所以不必过度担心。

* 高血压可以导致肾衰竭

1958 年，马先生 20 多岁的时候，单位入职体检时被查出了高血压。虽然查出高血压，但是马先生并没有在意，一直也没有吃降压药。直到 2008 年，已经过了 50 多年的时间，马先生血压的基本水平是高压在 150 ～ 160 毫米汞柱，低压是 90 ～ 100 毫米汞柱，远远高出了理想血压值。那么，多年的高血压和膜性肾病有没有关系呢？

专家提示

因为膜性肾病是自身免疫的病变，而血压的问题是和血管本身硬化，还有血管活性物质的变化有关系，所以案例中的主人公所患高血压与膜性肾病之间并无关系，但是高血压本身可以导致最终的肾衰竭，对肾脏的伤害还是非常大的。

40 岁以后，每年衰减 1% 个肾单位是必然的，如要降低损耗就要注意三点：

（1）减少盐的摄入，控制血压。

（2）是药三分毒，一些感冒药、抗生素长期服用会造成肾脏的损伤，服药要遵医嘱，不要胡乱服用。

（3）美白效果特别好的产品，往往含有汞，可以直接导致肾伤害，严重的甚至可以到达透析的程度，也可以导致肾病。

老年人应注意，摄入过多肉食会增加肾脏负担，但限制蛋白饮食不能太绝对，适当地吃一些有助于营养均衡。对于海鲜、动物内脏、坚果类食物，肾功能不全者需慎食。

第三十五章

解除"肾"危机

讲解人：周福德
北京大学第一医院肾内科副主任、主任医师

* 如何确定肾病类型？

* 急性肾衰治疗应注意什么？

* 哪些原因会导致膜性肾病？

腿部浮肿，为何会迅速蔓延到全身？尿液中的泡沫为何会经久不散？哪些症状才是肾脏疾病的早期征兆？如何判断是哪种肾脏病在困扰身体？透析是否如我们想象中那般可怕？北京大学第一医院肾内科副主任、主任医师周福德为您一一解答。

* 急性肾衰需利尿治疗

齐女士是一位退休老师，一直以来她自认为身体还不错，但是 2010 年 7 月 3 日她的脚开始出现了一些浮肿。起初她以为是最近走得多，累着了，休息一下就应该能缓解，但很快她发现，这只不过是自己的一个美好愿望罢了，脚上的浮肿不但没有消退，反而腿上也开始肿了起来。除此之外，齐女士还注意到，自己的尿量突然间变得非常少，后来几乎到了无尿的地步。无奈之下，齐女士来到了医院。

化验后齐女士尿蛋白结果异常。一般正常人应该是小于 24 小时以上漏出 0.15 克。而齐女士尿蛋白达到每天

10克，是正常人的将近100倍。第二项化验不合格的是血浆白蛋白，齐女士的血浆白蛋白为16克每升，而正常值是35～55克每升，少了一半多。第三项则是血肌酐，其结果高于标准133微摩尔每升，达到了358微摩尔每升。3个不正常的指标背后到底隐藏了怎样的疾病呢?

专家提示

齐女士同时患有肾病、肾炎和急性肾衰竭，如果不及时治疗会有生命危险。当务之急就是用利尿剂进行利尿治疗。常规情况下用利尿剂等药物利尿，如果不起作用，可以通过透析的人工方式排除血液中的毒素。透析就是把人体内有毒素的血液，从动脉中抽出，通过仪器过滤，将毒素排出。而过滤干净的血液，则通过静脉再输回患者体内。透析只能缓解齐女士浮肿、无尿的症状，只有确定她患的是哪种肾病，才能进行针对性治疗。

* 肾穿刺可确定肾病类型

医生之所以要给齐女士做肾穿刺，是因为肾病又细分为很多具体的类型，比如肾小球肾炎、肾间质肾炎、IgA肾病等，对于有蛋白尿和血尿，怀疑是肾炎的患者，必要时就需要做肾穿刺活检才能明确诊断。最终，齐女士做完肾穿刺后，她的肾脏病理诊断为膜性肾病。

专家提示

膜性肾病在我国是引起肾病综合征最常见的一种疾病，占整个肾病综合征患者的19.9%。膜性肾病是肾小球的基底膜出了问题。肾小球基底膜正常情况下是不会漏蛋白的，出了问题蛋白就漏出来了，出现膜性肾病。所以要治疗膜性肾病就要修复基底膜。

不是所有的浮肿都跟肾脏病有关系，有时候患上甲状腺疾病或者心脏病、肝脏疾病也有可能出现身体的浮肿。

膜性肾病需激素治疗，激素导致的肥胖停药后可以消退。

急性肾衰竭并不需要长期透析，症状缓解后肾功能是可以恢复的，所以针对案例中齐女士的情况，透析之后再配合激素的治疗，就可以使病情得到缓解。

* 急性肾衰治疗需定期复查

定期复查有两个目的，第一是要定期指导患者用药，巩固疗效。第二是要预防药物的相关副作用，以及预防疾病复发。比如激素可以引起骨质疏松、骨折，要用钙质剂，还要补充维生素 D。另外为预防复发，减药速度要慢，做到缓慢减药。

* 肾脏病的早期信号

来自北京大学第一医院肾内科的调查报告显示，慢性肾脏病患者占普通人群的 13%，按此推算我国慢性肾脏病患者已经超过 1 亿人。而且，慢性肾脏病发病还呈现出年轻化趋势。专家建议大家要注意肾脏病的早期信号，观察尿的颜色有无变深，清晨是否出现茶色尿，尿中是否出现经久不散的泡沫，出现这些情况一定要引起重视。另外，专家提示一定要关注新发的高血压，也可能与肾脏疾病有关，如果年轻人出现高血压则 80% 与肾炎有关。

很多原因可以引起膜性肾病。第一，乙型肝炎病毒感染肾脏，就可以引起膜性肾病。第二，非正规化妆品中含有汞，汞中毒会引起肾脏病，其中有一部分是膜性肾病。第三，老年人肿瘤、各种癌症可能引起膜性肾病。第四，自身免疫性疾病，比如红斑狼疮会引起狼疮肾炎。如果以上四种情况都不是，就叫做特发性膜性肾病。经治疗 60% ～ 70% 的特发性膜性肾病患者可以痊愈。

* 肾脏病的预防措施

第一，少吃盐，专家建议所有的市民把盐的摄入量减少一半，炒菜尽量不放味精，因为味精里也含有钠。

第二，适当运动，有些肾脏病跟肥胖有关系，运动控制体重，可以起到预防和保护肾脏的作用。

第三，积极治疗高血压、糖尿病等基础疾病。30% 的糖尿病可以引起肾脏病，出现糖尿病肾病。血糖控制得好，肾脏病就可以预防。

第四，不能滥用药物，这里包括中药、偏方，一定不能滥用，用多了也伤肾。

第五，不能滥用美容产品。

第六，至少每年做一次尿常规化验。

第三十六章

突来的急性肾衰

讲解人：周福德
北京大学第一医院肾内科副主任、主任医师

* 急性肾衰都有何表现？

* 从尿液颜色如何看健康？

* 急性肾衰是否会有后遗症？

　　哪些表现有可能是急性肾衰的征兆？出现酱油色尿可能是什么问题引起的？众人受益的药茶为什么会引起急性肾衰？急性肾衰后会不会出现后遗症？北京大学第一医院肾内科副主任、主任医师周福德为您解答。

* 急性肾衰表现多

　　2010年9月5日，张先生和以往一样，上午出门锻炼，中午回家休息，可是让他感到不对劲的是全身的皮肤不知道为什么变得发紫，小便也发红，等到下午的时候竟发起烧来，而且体温烧到了40摄氏度。面对这些突如其来的症状，张先生的爱人马上拨通了急救电话，把他送到医院治疗，当时医生确诊张先生为急性肾衰，医生告诉他如果再晚来一天，就会有生命危险。为什么身体好好的张先生会突然肾衰呢？

专家提示

　　急性肾衰竭可能是由多种病因引起的，是一种肾脏突然不能正常工作，不能正常排尿排毒的综合征，患者一般会有四种表现。第一，表现为尿量的变化，比如尿量少，或者无尿。第二，血里的毒素水平升高，血肌酐升高，表现为吃不下饭，食欲不好。第三，出现贫血、血色素下降、面色苍白、乏力。第四，浮肿、胸闷、憋气甚至咯血。这些都是急性肾衰的表现。

急性肾衰会出现尿少或无尿、食欲不好、贫血、无力、心衰等症状。

* 一些药物可能会导致急性肾衰

在张先生突然发病之前的一段时间，他一直在喝一种"神茶"，他说自己之所以买这个"神茶"是因为听别人说这个茶可以降血压、降血脂，总之对身体非常好。当时正赶上他咽炎有点发作，于是他就想买袋喝喝试一试。他每天捏上一小撮"神茶"，然后用开水冲泡，总共喝了10天。在医生问病史的时候，张先生把这段经历详细地告诉了医生。那么究竟是不是这种"神茶"把张先生送到医院急救呢？

通过对张先生的检查，怀疑他出现酱油色尿有两种原因：中毒或者肾炎。于是在张先生住院期间，他的家人拿着喝剩下的"神茶"到相关的检查机关进行化验，化验的结果是"神茶"是有一种以"茅岩莓"为主要成分的中草药，检测结果发现这个茶本身没有问题。在网上搜索了"茅岩莓"，发现有10多万条关于这种草药的介绍。关于它的药用价值和保健作用也的确很多，例如：它具有杀菌抗炎、清热解毒、镇痛消肿、降脂降压、润喉止咳、提高人体免疫力等功能。那为什么对其他人效果都很好的东西，偏偏与张先生水火不容呢？

专家提示

"茅岩莓"本身没有问题，只不过它里面的某种成分会导致某些人过敏。而张先生就有可能在这个人群之列，

155

除了过敏会引起急性肾衰外，一些药物也会引起急性肾衰。比如庆大霉素用了之后会出现突然无尿，还有一些头孢类的抗生素、医用造影剂和一些处理不当的中药也会导致急性肾衰。

* 从尿液颜色看健康

尿液发黄：水喝得少、吃某些黄色食物或者有肝病、黄疸的时候，尿液会有发黄的表现。

酱油色尿：一般是溶血导致的，血色素被破坏，血红蛋白通过尿液排出。

尿液发红：血尿，可以反映肾脏有问题，但并不代表肾功能出现问题。

* 急性肾衰是否会有后遗症

张先生住院期间进行了透析治疗，也进行了血浆置换，因为根据张先生提供的线索，医生想到他有可能是身体过敏或者药物中毒造成的急性肾衰，当务之急就是把他体内的血液过滤，缓解症状。除此之外，还给予短期的激素治疗。经过一周的治疗，张先生的症状逐渐缓解了。那么，对于经历了生死关的张先生来说，他的肾脏是否还能恢复到以前那种健康的状态呢？

专家提示

急性肾衰竭治愈后是否会留有后遗症，是许多人都在担心的问题，对此专家解释大家的担心不无道理，如果治疗不及时，一半以上的患者可能要发展成慢性肾衰、尿毒症，要长期透析。专家建议出现急性肾衰一定要在48小时之内住院治疗，且越早越好。如果超过48小时，

按病情轻重排列应该是黄色尿、泡沫尿、血尿、酱油色尿。

出现急性肾衰要在48小时之内入院治疗，否则会有生命危险。

体内环境会发生很大变化，会出现血钾升高、心衰等一系列连锁反应。对于抢救及时、已经治愈的急性肾衰患者，病好之后多加预防，是不会留下后遗症的。

* 发展为急性肾衰的快慢与多种因素有关

从肾脏受到损害到发生肾衰，时间长短不一，短到几个小时，长到几周。跟个人体质有关，也和他接受的损害量有关。

预防急性肾衰要做到：

第一，不要滥用药，不要盲从偏方，不要自己胡乱去药房买药，一定要遵医嘱。

第二，合理使用利尿剂，尤其是有高血压、心脏病的患者，常常使用利尿剂，不能自己增加剂量，加大以后体内可能会缺水，发生急性肾衰。

第三，健身运动，建议所有市民每个礼拜至少活动3次，每次半小时以上。但要注意活动以后可能会出汗、脱水，要适当地多喝点水。

第四，不能滥用造影剂，医生说没有必要做造影时要遵医嘱。

一旦发生了肾衰竭，这时候要及时治疗，避免对体内产生不良后果。

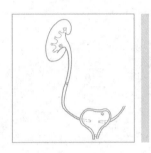

第三部分

泌尿系统

第三十七章

解救生命"腺"

讲解人：郭应禄
中国工程院院士，北京大学第一医院名誉院长、泌尿外科主任医师

* 前列腺癌为何高发？
* 前列腺癌如何做到早诊断？
* 前列腺癌有何症状？怎样早发现？

前列腺癌作为男性中高发恶性肿瘤，如何预防？如何早期识别？有何种治疗方法呢？中国工程院院士，北京大学第一医院名誉院长、泌尿外科主任医师郭应禄为您解答。

* 前列腺癌发病率逐年上升不容忽视

前列腺癌是发生于男性前列腺组织中的恶性肿瘤，是前列腺腺泡细胞异常无序生长的结果。我国被认为是低发病率国家，2002 年，我国的标化发病率为每 10 万人当中有 1.6 人，远低于美国的每 10 万人当中的 124.8 人次。然而近年来国内部分发达地区前列腺癌发病率迅速升高。北京市男性前列腺癌发病率从 2001 年到 2010 年共 10 年的时间，增长了 200.5%，年均增长 9.2%。我国在很长一段时间内出于前列腺癌发病率低，所以被忽视了，而前列腺炎是被过分重视的。

对于前列腺癌的易发人群，地域性不太强，但是种

前列腺癌发病率和人种的关系密切，黄种人的发病率要低于黑种人和白种人，但是在我国，前列腺癌的发病率也在逐年升高。

族特异性强。美国人虽然吃的食物都是一样的，但黑人的发病率就比白人高。中国人住到美国去，也会比在中国的时候发病率高，但是比起美国人来讲还是低的，所以前列腺癌发病率主要还是与人种有关。

* 前列腺癌的症状

59岁的李先生最近老觉得颈椎不舒服，胳膊也不时地发麻，他怀疑自己得了颈椎病。但是在医院做了CT检查以后，医生告诉他，他的颈椎没有问题，但是骨头出现了问题。在做了进一步的检查以后，医生告诉他患上了前列腺癌，已经发生了骨转移，而他之前感觉的颈椎和胳膊麻木，也都是骨转移造成的。

专家提示

因为前列腺癌就长在前列腺当中，而且基本上又长在年龄比较大的人身上，所以它跟前列腺增生从早期的临床症状上基本没法区别，但有方法能够筛查前列腺癌。最简单的就是抽血查前列腺特异性抗原（PSA），但它是一个筛查的指标，高了不代表一定有癌，还需要做其他检查。而且，尽管PSA诊断前列腺癌不是一个特异性很强的指标，但可作为观察疾病发展的指标。比如患者做了手术，或者做了治疗，是不是复发了，就可以通过PSA看指标是不是增长了，这是可以很明确地表现出来的。虽然有些PSA表现出了增高，但核磁共振或者CT、B超上，瘤子还不一定看得见。

50岁以上的男性都应该关注前列腺检查，不仅仅要做前列腺的特异性抗原检查，指检也是一种常见的检查方法，它可以有效地筛查出前列腺癌、直肠癌和结肠癌，希望大家不要放弃这个检查项目。

* 正确认识 PSA

前列腺癌筛查的指标PSA，一个称为TPSA，即总

PSA；另一个称为游离 PSA，不是所有的都要查。比如 PSA 在 10 以下，在 4 ～ 10 可以是前列腺肥大，也可以是前列腺增生，即 FPSA；然后还有个比值，就是 TPSA/FPSA。所以在这时候到底是增生还是癌就要鉴别，怎么鉴别呢？就是 TPSA/FPSA，如果除出来以后，小于 0.16，癌的机会就多一些，大于 0.16，癌的机会就少一些，PSA 一有变化，就要注意到底是增生引起的，还是炎症引起的，还是癌引起的，如果是癌就应当进行进一步检查。

抽血查 PSA 或者进行直肠指诊、B 超这些初步检查，比如 PSA 高于 4、指诊摸到硬结的，或者 B 超见到异常，都提示可能患有前列腺癌，这时还应当做其他的检查，其中最重要的就是前列腺穿刺，因为只有穿刺是具有确诊意义的，其他的影像学检查都只是起提示作用。

对于前列腺穿刺，很多人持畏惧和怀疑态度，事实上前列腺穿刺是一项比较成熟的技术，可以通过会阴部皮肤或者经直肠穿刺，这两个地方离前列腺比较近，其中又以直肠更方便，很多大医院也都经常做直肠的穿刺。穿刺的时候会有超声引导，穿刺不只穿一个地方，医生一般会在前列腺里均匀、系统地穿刺十几甚至二十几针，然后送到病理科进行诊断。一方面看是不是癌，另一方面可以看癌长到什么程度，恶性程度怎么样，是不是长满了，对疾病程度有一个事先的评价。虽然是有创伤的检查，术后可能有少量出血，也存在感染的风险，但比例并不高，充分的术前准备，比如洗肠，以及术后使用抗生素能够有效预防上述风险。

PSA 检查又叫前列腺特异性抗原检查，这项检查对及早发现和治疗前列腺癌有着重要的意义，郭院士建议 40 岁以上的男性最好每年做一次 PSA 检查。

穿刺是发现和确诊前列腺癌的黄金标准，它不会让癌细胞扩散，可以确定肿瘤的大小和性质。

第三十八章

剧痛背后的隐患

讲解人：郭应禄

中国工程院院士，北京大学第一医院名誉院长、泌尿外科主任医师

* 疼痛、血尿与结石有没有关系？
* 尿液环境失衡会不会导致肾结石形成？
* 治疗结石的方法应该如何合理选择？

这是一种怎样的疾病，竟让人痛不欲生？人体内肾脏的结石能够长到多大，又会对人体造成哪些危害？如何保护肾脏，远离泌尿系统结石？中国工程院院士，北京大学第一医院名誉院长、泌尿外科主任医师郭应禄为您解答。

* 剧烈疼痛有可能是肾结石惹的祸

泌尿系统结石可能引起突发的剧烈腹痛或腰痛。当肾结石掉到输尿管里，会造成输尿管梗阻，进而产生输尿管平滑肌痉挛，引起剧烈疼痛。泌尿系统结石引起的疼痛通常非常剧烈，患者甚至可能表现出号叫，医生称这种疼痛为肾绞痛。剧烈的肾绞痛通常是由输尿管结石引起的。肾脏分泌的尿液通过输尿管进入膀胱，当输尿管出现梗阻时，上方的尿液受到阻力不能顺利排入膀胱，这时输尿管会产生肌肉痉挛，希望将尿液排出，这种肌肉痉挛就会导致剧烈的疼痛。疼痛和血尿是肾结石的典

除了疼痛以外，结石患者还有可能出现血尿。另外，如果继发感染，甚至可能引起发烧。

型症状，一旦出现这两个症状当中的任何一个都要及时到医院就诊，否则会加重症状，对肾脏造成伤害。

发现泌尿系统结石最简单的方法是 B 超，另外还有 X 线、CT 和核磁共振等方法。一旦发现问题要及时到医院治疗。

* 结石可能引起其他严重后果

结石的反复刺激，特别是较大的结石，对尿路上皮的反复刺激可能导致恶变，形成肿瘤。通常的肾盂癌是移行细胞癌，但是由于这种结石刺激所诱发的肾盂癌多为鳞状细胞癌，其预后更差。另外，当结石太多、太大的时候，造成输尿管梗阻时间太长，可能引起肾功能减退甚至肾功能衰竭。

* 尿液环境失衡导致结晶沉淀形成肾结石

中学时我们曾经做过一项物理实验，在一个盛有过饱和溶液的瓶子里放上一根线，过半个小时线上会形成许多结晶。尿液也是一种过饱和液体，当其中一些东西对尿液环境造成改变时，就可能形成沉淀。异物是造成泌尿系统结石的原因之一，但并非主要原因。随着结晶时间的延长，结晶的增大，排不出去的结晶最终就形成了结石。

* 治疗结石方法多　合理选择很重要

对于稍小的肾结石，冲击波碎石是主要治疗方法。如果肾结石太大，需要延长冲击波碎石时间，可能会对肾脏造成伤害。因此，一般对于小于 2 厘米的肾结石采药物排石、冲击波碎石和手术取石是肾结石治疗常用的几种方法，要根据结石的大小和位置进行选择。

用冲击波碎石。除了冲击波碎石，还可以应用内镜进行碎石，例如膀胱镜、输尿管镜等。这些内镜可以进入膀胱内部，并且可以通过输尿管口进入输尿管，进而采用激光方式将结石击碎。击碎后的结石就可以随着尿液一起排出了。

绝大部分结石患者是不需要手术治疗的。但是当结石比较大，而且位置比较高时，输尿管镜也不能完成碎石，这时候可能就需要采用经皮肾镜的方法，在腰上进行穿刺进入肾脏，将肾脏里的结石打碎并取出，这是一种微创治疗方法。

应用药物排石有一定限制。当结石体积太大，大于0.5厘米时，药物排石效果不好。当结石小于0.5厘米时，应用药物排石的机会更大。但医生也遇到过应用药物排出大于1厘米结石的患者。但是当结石较大时，出现剧烈疼痛或者排不出来的概率也会增大。而且现在已经有许多有效的处理方法，没有必要等到结石很大时还强行进行药物排石。

* 了解结石成因才能防止疾病复发

如果能够留下排出的结石，可以进行结石分析，帮助患者今后有效地预防结石复发。对于大于0.5厘米的结石，经过尿道排出的时候通常有较明显的感觉，留取起来也并不十分困难，并不一定需要用纱布进行过滤，可以用容器将尿液收集起来。当条件允许时，医生建议尽量留取结石进行分析。通过结石分析，可以明确结石的具体成分，协助判断结石形成的原因，帮助患者今后预防结石复发。

有一种结石成分是尿酸，这类患者通常是高尿酸血症，除了尿酸在关节沉积造成痛风以外，还可以在尿里沉积形成尿酸结石。这类患者的尿液是酸性的，在酸性环境中尿酸才形成沉淀。可以通过口服碳酸氢钠等碱性药物使尿液碱化，就不容易形成尿酸结石了。火锅和海鲜都属于高嘌呤饮食，可能导致尿酸升高。其他一些可能导致尿酸升高的食物还有动物内脏、豆制品等。注意减少高嘌呤食物的摄取就可以有效预防尿酸结石的复发。

还有一种结石成分是草酸钙，可能与体内代谢等原因有关，这就得靠多喝水来减少结晶的沉淀，预防结石形成。肾结石容易复发，所以一定要找到得病的原因，再对症下药，有效预防肾结石的再次发生，而且多喝水、多运动，都是预防肾结石的有效方法。饮食合理搭配，不偏食也可以有效防止肾结石的发生。虽然建议大家多喝水，但是对水质要求并不高，普通的白开水就能有效预防肾结石的发生。

第三十九章

发现新"腺"路

讲解人：郭应禄

中国工程院院士，北京大学第一医院名誉院长、泌尿外科主任医师

* 老年男性是否普遍容易患上前列腺增生？
* 前列腺增生治疗方法都有哪些？
* 前列腺增生是否会损伤肾脏和膀胱功能？

这是一种什么样的疾病，为何每个男人都无法逃避？看似生活中的小困难，到底预示着什么样的隐患？如何轻松远离前列腺增生带来的痛苦？中国工程院院士，北京大学第一医院名誉院长、泌尿外科主任医师郭应禄为您解答。

* 每个老年男性都会患上前列腺增生

据数据统计，截至 2012 年，我国 60 岁以上的老人已超过 1.87 亿人，将近 1 亿的老年男性都在遭受着前列腺增生带来的不同程度的困扰，需要临床治疗的患者低估也在 4000 万人以上。治疗方法中药物治疗需终生使用，不但药费昂贵，更重要的是药物不能完全阻止病情发展；仍有很多患者需要手术治疗，而手术治疗的设备昂贵，技术要求高，难以在基层推行。因此探索一种安全有效、简单先进的治疗前列腺增生的方法，成为世界各国学者的共同愿望。

前列腺是一个较为特殊的器官，它会随着男性年龄的增长而不断增大。老年男性或多或少都会出现前列腺增生。前列腺增生并非我国独有，世界上所有男性都可能患这一疾病。因此，关于本病的研究也较为深入。导致前列腺增生的原因有很多，但是其中有两点尤为重要：首先是老年男性，其次是具有功能的睾丸存在。就目前的研究成果而言，并没有十分有效的方法可以预防前列腺增生。男性不可避免都会出现这一问题，只是时间早晚问题。因此，关于前列腺增生的治疗就成了世界各国学者重点关注的问题。

前列腺增生发病的前提条件有两个，一个是男性年龄的增长，另一个是有功能的睾丸。所以，男性年龄越大，发生前列腺增生的概率也越高，患者数量越庞大。

* 前列腺增生治疗方法多种多样

从 20 世纪末开始，治疗前列腺增生的药物不断发展。但是这些药物只能够延缓增生的发展，并不能够产生显著的逆转作用。对于疗效较好的患者，用药后前列腺体积可以缩小 20% ～ 30%，从而避免手术治疗。近一半前列腺增生患者需要采用手术治疗。手术方式有多种，一种是开放式前列腺切除术，另一种是经尿道前列腺电切术。另外还可以采用激光高温使前列腺组织气化。但是这些手术方式对设备要求较高，并且费用高昂。

传统治疗方法当中药物治疗无法根治前列腺增生，而手术治疗对于医疗条件和医生要求高，费用昂贵。这些方法无法满足数量众多的各地患者。

* 柱状水囊前列腺扩开术治疗效果好

柱状水囊前列腺扩开术是一项新技术。既往前列腺手术治疗方案均是在前列腺包膜内进行，容易出现复发。复发后增生的前列腺受到完整包膜的限制，对尿道产生较大压力。本项新技术从包膜着手，使包膜裂开，解除包膜对内在腺体的束缚。

柱状水囊前列腺扩开术是利用一种 U 形水囊插入尿

道，将水囊灌水增大体积，扩大尿路，将腺体扩裂，形成新的组织垫，再抽出管道，使尿路通畅的一种方法。这种方法简单易行，利于推广。

采用柱状水囊前列腺扩开术，术后患者复发概率较小，主要与两方面原因相关：①包膜裂开，解除了对内在腺体的压迫。②腺体间组织垫的形成阻碍了愈合。采用此项新技术治疗效果好，不易复发，并且价格较为合理，更易被老百姓所接受。

* 长期前列腺增生会损伤肾脏和膀胱

前列腺增生的常见临床症状包括尿频、尿急以及排尿困难。长时间前列腺增生造成尿路梗阻，可能引起膀胱憩室，甚至引起膀胱输尿管反流，造成输尿管及肾积水，最终影响肾脏功能。

老年男性如果出现尿频、排尿困难、排尿无力等症状时，就应该及时到医院就诊。其他一些可能的临床症状还包括尿淋漓、尿不尽等。对于较为早期的患者，医生可以应用药物帮助患者控制排尿症状，或者在一定程度上缩小前列腺体积。

* 前列腺增生程度随着年龄增长而严重

既往国外学者通过对前列腺病理切片的研究显示，50岁男性约50%出现前列腺增生，60岁及70岁男性此比例分别上升到60%和70%，而80岁以上男性有80%～100%患有前列腺增生。由此可见，几乎所有男性均会出现或轻或重的前列腺增生，但并非所有人都会出现临床症状。随着年龄的增长，出现临床症状的比例也逐渐增大。

目前并没有有效的方法可以预防前列腺增生的发生，但是应该做到早发现、早就诊、早治疗，从而延缓前列腺增生的发展，并避免由其所导致的严重并发症。

男性出现排尿不畅、次数增多、尿急，或者尿程变近等症状说明尿路不畅，要及时到医院接受检查和治疗，才能有效防止前列腺增生的发展。

第四十章

解除顽石警报　疏通健康要道

讲解人：郭应禄

中国工程院院士，北京大学第一医院名誉院长、泌尿外科主任医师

*结石引发的疼痛与结石形状、大小是否有关？

*结石疼痛有何特点，如何提前发现？

*患者如何根据病情选择检查、治疗方法？

　　内急为何出现疼痛？尿路里出现石头是怎样的一种疾病？如何调理生活，让已经长出的结石早点消失？如何让没有结石的人彻底解除顽石警报，疏通健康要道？中国工程院院士，北京大学第一医院名誉院长、泌尿外科主任医师郭应禄为您解答。

* 血尿也是尿路结石的典型症状

　　血尿分肉眼血尿和镜下血尿。所谓镜下血尿，就是肉眼看尿液颜色跟正常尿液差不多，或者比平常尿液颜色稍微深些，可是显微镜下显示红细胞比正常增多。尿液排出的通道，即从肾盂、输尿管、膀胱到尿道，其内壁不是钢筋水泥做成的，而是由很脆弱的尿路上皮组成，其旁边有丰富的血管。结石刺激痉挛时便会损伤这些血管，从而引起血尿，称为镜下血尿，严重时可有肉眼血尿。

* 尿液当中有异物　容易引发结石

　　泌尿系统结石形成的原因有很多，一般是由于异物进入泌尿系统或者尿液成分发生异常改变所导致的。物理实验中，过饱和液体中放入固体物质，其周围便会附着析出的晶体。尿液如果成为过饱和的液体，同理尿液中出现异物便可围绕异物析出晶体继而形成结石。

　　同时，尿液本身发生改变，也会打破其过饱和状态，形成结石。比如痛风是尿酸浓度升高，尿液中便可形成尿酸结石。还有甲状旁腺功能亢进，血中的钙会明显增加，患者也容易长结石，做检查血钙要比正常人高好几倍，但反过来磷会下降。另外由于遗传因素引起的结石很少，仅占 3% ～ 4%。

泌尿系统结石形成的原因很多，一般是由于异物进入泌尿系统或者尿液成分发生异常改变所导致。

* 诊断结石靠 B 超　特殊情况另对待

　　对于一般结石，做 B 超就可以检查出来，而且 B 超方便，对身体也无明显害处。但是，B 超在有对比的情况下容易发现问题，若对比不明显则效果较差。肾脏或膀胱内充满尿液，结石与其形成对比，可以较容易被发现。相反，输尿管较细且尿液很快通过，故不易发现其中的结石，所以不能绝对依赖 B 超。

　　李先生 45 岁，在一家事业单位工作，正处于事业高峰期的他平时也特别注意身体健康，但是前几天突发的一阵腹部剧痛向他袭来。紧急之中，同事将他送往医院。医生从他的症状来看，初步判断是得了结石。但是，在做 B 超检查的时候，只发现有少量肾积水，并没有发现结石。于是再通过 CT 检查，最终在输尿管里找到了结石。

专家提示

CT 灵敏度较高，可以发现 B 超不易发现的结石。但是 CT 辐射量较高，对人体损伤也较普通 X 线大，并且有时也会漏诊。因此，平常医生常先行腹部 X 线扫描，90%的结石可以被发现，若无阳性，或想进一步了解结石对泌尿系统损伤程度，再做其他检查。

＊若用中药来排石　因人而异最明智

中药是治疗方法的一种，对于体积较小的结石，可以通过利尿、消炎、解痉挛来使尿液顺利通过，从而促进结石排出。而对于较大体积的结石，即比输尿管管径还粗，无论如何促进排尿，结石也排不出去。

王先生前段时间被确诊得了肾结石，时不时的疼痛让他难以忍受，医生采取的治疗手段是通过微创手术将石头取出来，或者是体外碎石。为了避免手术，他选择了体外碎石治疗，但是经过几次的碎石治疗，效果不是很明显，心灰意冷的他不知道从哪儿听来的小道消息，说是吃了某些中药就可以治好结石，而且开销也不大。于是，他就买来了这种药剂天天服用，可是，他只是感觉疼痛稍微减轻了，但是体内的结石依然存在。

专家提示

体外冲击波碎石是泌尿系统结石治疗的巨大进步，但是有前提，得对位好，结石看得见，另外和结石成分有关系。还有一个因素，假如长结石的原发因素没去掉，只是打碎了，一块结石变成两块，两块变成十块，那还不解决问题。所以选择治疗要根据结石的形状以及长的位置来选择。除了中药外，还有一些西药也会起到一定的治疗作用。在体外冲击波碎石以外，还有微创手术、开放手术等手段。

* 针对病因来预防　体内结石免复发

结石成分因人而异，比如痛风患者的尿酸结石，就应吃点苏打之类的，让尿液变成碱性，就有可能缩小。但毕竟它已经形成了，缩小的时间会很长。但如果高尿酸控制住了，以后它就不复发了。比如甲状旁腺长了肿瘤，把肿瘤切除，甲状旁腺功能亢进治愈了，结石也不再生长了。

能够注意平常的生活起居、运动，这些对所有的病都是好的，结石也不例外。生活要调节，多喝水，多运动，姿势常变换，这些都有助于预防结石。

第四十一章

被误解的"男"题

讲解人：郭应禄
中国工程院院士，北京大学第一医院名誉院长、泌尿外科主
任医师

* 前列腺炎治疗方式应该如何选择？
* 广谱抗生素、α受体阻滞剂是否可以治疗前列腺炎？

　　常见的前列腺增生也能导致严重后果吗？得了前列腺炎真的就会阳痿、不孕不育，最终导致前列腺癌吗？国内泌尿外科和男科的带头人，中国工程院院士，北京大学第一医院名誉院长、泌尿外科主任医师郭应禄带我们正确认识前列腺疾病。

* 前列腺炎不可怕　切勿听信小广告

　　前列腺疾病主要表现为前列腺增生，多见于老年人。前列腺位于膀胱下方，围绕后尿道，因此前列腺疾病往往表现为尿路的症状。前列腺后方是直肠，上方是膀胱，因此前列腺疾病往往还会伴有周边器官的症状。

　　王先生在单位体检的时候被查出得了前列腺炎，得知这个消息后，他感觉天都要塌下来了，因为他记得在网上有治疗前列腺炎的小广告："前列腺炎三部曲，第一步会阳痿，第二步会发展成不孕不育，最终导致前列腺癌。"那么，前列腺炎真的会像小广告中所说的那么严重吗？

专家提示

　　王先生的遭遇现如今较为普遍，某些厂家偷换概念，打出某某研究院的旗号，讲一些貌似正确的言论误导患者，而这些所谓研究院往往不是国家认证的。前列腺炎并不像小广告中所说的那么可怕，阳痿、不孕不育、前列腺癌，三者之间是绝对没有必然联系的。

　　前列腺疾病最大的危害就是对生活质量的影响。比如尿频患者，在像开会这样的活动中，总是频繁出入，影响自己也影响大家。对于感染，只需对症治疗即可，不要矫枉过正。

* 广谱抗生素、α受体阻滞剂可以治疗前列腺炎

　　对于前列腺炎，要根据具体情况具体分析、具体用药。比如急性前列腺炎发高烧，就必须使用有针对性的抗生素。选择广谱抗生素，严重者要静脉给药。另外还可以用α受体阻滞剂即平滑肌的松弛剂。前列腺下方有括约肌，控制尿液的排出，前列腺炎时感染细菌会干扰其正常功能，α受体阻滞剂便可松弛括约肌，使尿流通畅，促进感染尿液的排出。前列腺炎的治疗除了在药物上可以选择广谱抗生素和α受体阻滞剂外，也可选择物理治疗和经尿道治疗。但经尿道治疗有一定风险，如果温度控制不好，会烧坏射精口，所以年轻未生育者慎用。

* 前列腺增生的手术治疗

　　前列腺是活到老长到老的。据统计，50岁的男性人群中大概会有一半的人患有前列腺增生。随着年龄的增

长，前列腺增生的发病比例也会随之增高，80 岁以上人群会有 80%～100% 的人患有增生。但即便患有前列腺增生，也不是所有的人都有症状。

57 岁的刘先生患有前列腺增生，他觉得反正人老了都会得这种病，平时也就不怎么在意。但是意外却悄悄袭来。这天中午，一位老友来叙旧，他喝了半斤白酒，结果上厕所时的一幕，把他自己给吓傻了。这次他不仅上厕所半天才尿出来，居然还出现了血尿，疼痛难忍。前列腺增生怎么会带来如此严重的后果呢？

专家提示

虽然前列腺增生只是让排尿的尿线变细，但严重的梗阻会造成尿液反流，导致肾功能的损害。另外喝酒和憋尿会使病情加重。医学发展到现在，前列腺增生是可以治的，而且可以完全治好。

膀胱镜手术电切是一种治疗方法，像削萝卜似的一片一片，可以将前列腺削出一个通道，排尿就顺畅了。另外，随着医学的进步，也出现了一些通过抑制睾丸雄激素的作用抑制前列腺增生的药物，改善症状，具有很好的临床效果。但是具体选用何种治疗，应因人而异，具体问题具体分析。

第四十二章

沉默的杀手——前列腺癌

讲解人：郭应禄
中国工程院院士，北京大学第一医院名誉院长、泌尿外科主
任医师

* 如何发现是否患上了前列腺癌？
* 怎样的生活习惯有助于前列腺健康？

前列腺癌作为男性高发恶性肿瘤，如何预防？如何早期识别？有何种治疗方法？中国工程院院士，北京大学第一医院名誉院长、泌尿外科主任医师郭应禄教授为您解答。

* 前列腺癌的症状

63 岁的王老先生身体状态一直不错，但是就在前不久问题却找上门来了。他起夜的次数越来越多，而且还有尿急的情况，王老先生觉得是自己上了年纪，多多少少会有点前列腺增生的问题，也就没太在意。但是，更严重的情况接踵而至，他排尿的时候开始伴有阵阵的疼痛，这才使他重视起来。他来到医院做检查，检查的结果让他大吃一惊，他患上了前列腺癌。

专家提示

因为前列腺癌就长在前列腺里面，而且基本上又长在年龄比较大的人身上，所以它与前列腺增生从早期的

临床症状上基本无法区别。有的时候排尿不好，或者尿线有点变细了，都往前列腺增生上去联想，而忽略了前列腺癌的问题。事实上前列腺癌出现如尿血症状的机会不是太多，因为它是长在前列腺里面的，跟膀胱癌不一样，膀胱癌或者输尿管癌是长在表面的，所以很容易出血。如果真是因为前列腺癌导致血尿，说明已经不是早期，发现得就比较晚了。

* 前列腺炎、前列腺增生与前列腺癌并无明确关联

有人说前列腺炎、前列腺增生会发展成为前列腺癌，事实上并没有科学依据。虽然前列腺增生或者前列腺炎本身不导致前列腺癌，但症状容易混淆。那该如何识别呢？鉴于前列腺癌好发人群的年龄，建议40岁以上的男性，或最晚50岁以上，应该每年抽血检查PSA，如果PSA大于4，就需进行进一步检查看是否患上了前列腺癌。当然，前列腺的炎症也可能使PSA升高。

* 如何发现和诊断前列腺癌

抽血查PSA或者进行直肠指诊、B超这些初步检查，比如PSA高于4的，指诊摸到硬结的，或者B超见到异常的，就提示可能患有前列腺癌，还应当查核磁共振。怀疑有肿瘤的患者应当进行前列腺穿刺活检和骨扫描，因为通过穿刺，活检才能看到底是不是有癌，才能够及时诊断，别的方法都不如这个可靠，而有了诊断才能够谈到治疗，不至于耽误病情；前列腺癌最容易转移到骨头，所以怀疑前列腺癌的患者还要进行骨扫描，看看有没有转移。

很多人怀疑前列腺有问题之后，一提到穿刺就感到害怕。一是怕有副作用，影响以后的生活；二是怕把肿瘤带出来长到别的地方。实际上，前列腺穿刺是一项比较成熟的技术，可以通过会阴部皮肤或者经直肠穿刺，这两个地方离前列腺比较近，其中又以直肠更为方便，很多大医院也都经常做直肠的穿刺。虽然是有创伤的检查，术后可能有少量出血，也存在感染的风险，但比例并不高，充分的术前准备，比如洗肠以及术后使用抗生素能够有效预防上述风险。另外，有人害怕穿刺会导致前列腺癌的扩散，目前没有依据穿刺会把肿瘤带出来，所以这是不必要的担心。

* 前列腺癌的治疗方法

和很多肿瘤一样，当肿瘤还局限在前列腺区域时，是有希望治愈的。一种方法是手术切除前列腺；另一种方法是放疗，放疗又分外放疗和粒子植入。但是，肿瘤一旦进展或扩散至其他地方，就很难治愈了，而且这时也不考虑手术，因为这时手术是切不干净的。应当使用内分泌治疗，因为前列腺癌开始是依赖雄激素的，使用全内分泌阻断的治疗方式能够控制肿瘤、杀死肿瘤；但这也不是治愈性的治疗，因为肿瘤是会变的，一般过两三年，肿瘤的生长不依赖雄激素以后，单纯内分泌治疗就不起作用了，这时情况就比较难治了，需要加用化疗和其他药物。另外还有一种情况，虽然其他地方，比如骨头上没看到明确的转移，但是PSA已经很高了，比如大于50或100，一般也不手术，因为手术是切不干净的，这时候会选用内分泌治疗加放疗。

早期的前列腺癌主要有两种治疗方法，一种是手术切除肿瘤，另一种是放疗杀死肿瘤。经过了正规治疗之后，一般情况下，前列腺癌的治愈程度较高。内分泌治疗方法对于治疗第一次发生转移的前列腺癌效果好，但是如果出现再次转移，只能通过化疗的方法去除肿瘤。

* 良好的生活和饮食习惯有助于前列腺健康

有人说吃辛辣食物、饮酒、喝咖啡等对前列腺有害，事实上都是相对的，四川人吃辣椒多也不见得患前列腺疾病的多。但是大家这么说是因为有切身体会，比如吃辣和饮酒之后，容易引起会阴部充血，血液循环不好，就容易引起其他疾病。"久坐"也是一样的，为了解决久坐，一是久坐后人起来活动活动，另一个最简单的办法就是收缩肛门，收缩相当于给会阴部按摩，血液循环会改善很多。

另外憋尿也有很多坏处，其一在于会导致膀胱压力太高，前列腺腺体内会有尿液逆流。这是有动物实验证实的，把碳素打在尿道里后做组织切片，发现前列腺里有碳素的黑色。其二在于长时间憋尿后，膀胱功能会受影响。

至于吃什么好，也没有绝对的。黄豆的益处在临床上没有非常科学的证据，但是黄豆对前列腺有好处，主要因为它里面含植物雌激素；白瓜子，也就是南瓜子，也仅限于古书上说对前列腺有好处，但没有其他实际的根据；西红柿里的番茄红素是脂溶性的，需要混上油炒熟了吃；另外绿茶不仅对前列腺癌，对别的癌也是有好处的。

不要过多地迷信食补，平日里减少有害习惯，多增加有益的活动，饮食均衡，生活起居规律才是最重要的。

第四十三章

中老年人的"男"言之隐

讲解人：金杰
北京大学第一医院泌尿外科副主任、主任医师

＊ 前列腺增生都有哪些早期表现？

＊ 前列腺增生会有哪些严重后果？

＊ 喝酒等生活习惯对前列腺有影响吗？

前列腺位于膀胱的前下方，包绕着膀胱的出口处，因此前列腺增生、体积变大的时候会导致膀胱出口梗阻，引起相应的前列腺增生表现。平时的小毛病，原来是前列腺增生的早期表现。注意生活中的小细节，帮您远离前列腺增生的困扰。北京大学第一医院泌尿外科副主任、主任医师金杰，为您解决中老年人的"男"言之隐。

＊ 前列腺增生的早期表现

前列腺增生的早期症状有尿频、夜尿增多、排尿等待、尿淋漓不尽、尿线变细、排尿无力、排尿时间延长。尿频表现为排尿次数增多，但每次尿量较少，大量饮水后的排尿增多不属于尿频。夜尿增多表现为每晚起夜两到三次甚至更多。另外，排尿前需要等待一段时间才能排出，排尿结束时尿液滴滴答答，老是觉得没排干净，就是出现了排尿等待和尿淋漓不尽。尿线变细、排尿无力、排尿时间延长都属于排尿困难的表现。

如果您有尿频的现象，白天总想去厕所，夜里起夜两次以上，或者出现排尿等待、尿不干净、排尿困难等症状，就很可能患上了前列腺增生。

50岁以下的男士，如果有尿频、排尿等待、尿不干净的症状，不一定是患了前列腺增生，需要进行进一步检查。憋尿不会对前列腺有影响，但是憋尿时间较长后会使膀胱肌肉麻痹，影响膀胱正常收缩，造成排尿困难。

* 年轻人有相应症状不一定是前列腺增生

前列腺增生发病率在 50 ～ 60 岁的男性为 50%，60 ～ 70 岁的为 60%，70 ～ 80 岁的达到了 80%，80 ～ 90 岁则接近 100%，因此老年男性出现尿频、夜尿增多、排尿困难等症状很可能是前列腺增生导致的。年龄对前列腺增生来说是一个非常重要的发病因素，因此对 50 岁以下的男性来说，即使有相应症状，也不一定是患了前列腺增生，可能是心理因素或者其他病因导致的，需要到医院进行进一步的检查。

* 前列腺增生的严重后果

泌尿系统感染、急性尿潴留、血尿、膀胱结石、尿毒症、痔疮、脱肛都有可能在前列腺增生发展到一定程度时出现。另外，严重的排尿困难会给患者带来很大的痛苦，有相关疾病的老年人用力排尿时可能诱发心脑血管意外。

* 前列腺增生的治疗

对于没有症状或者症状比较轻的患者，前列腺增生对身体还没有太大的影响，可以进行观察，不一定需要治疗。对于症状发展到一定程度，给患者生活造成了困扰，但是对身体还没有太大的危害，一般选择药物治疗。前列腺增生发展到比较严重的阶段，尤其是对于排尿非常不通畅或者已经对身体产生危害的患者，需要通过手术切除治疗良性前列腺增生。

* 喝酒等生活习惯对前列腺增生的影响

喝酒以及吃辛辣的食物会对排尿有明显影响。另外，久坐尤其是长时间地骑自行车也会对前列腺有一定的压迫作用，所以医生经常告诉患者少喝酒，少吃辣，长时间骑自行车中途休息一下，这样可以在一定程度上减轻前列腺增生的症状。

少喝酒，少吃辣，避免久坐，常活动，可以有效减轻前列腺增生的症状。

第四十四章

带您认识前列腺癌

讲解人：金杰

北京大学第一医院泌尿外科副主任、主任医师

* 前列腺癌早期有没有症状？
* 哪些饮食与前列腺癌的发病率有关系？
* 前列腺癌是不是一定要手术切除？

　　降低患前列腺癌的风险从吃喝做起，减少雄性激素也能降低患前列腺癌的风险。北京大学第一医院泌尿外科副主任、主任医师金杰，跟您说说前列腺癌的防与治。

* 前列腺癌早期可以没有症状

　　三个月前的一天，王先生突然发现自己开始咯血，到医院一检查发现是肺癌，但是手术将一侧的肺切除之后，他的病情还是不见好转，再次检查之后才知道，他是先患有前列腺癌，然后才转移到肺部的。前列腺癌真的这么可怕，只有到转移的时候才能发现吗？

专家提示

前列腺癌早期发现困难，规律体检有助于早期发现前列腺癌。男性如果发现原发灶不明的转移癌，应首先排除前列腺癌。

　　前列腺癌早期可以没有症状，并且在肿瘤还很小的时候就可能发生转移，当出现症状的时候往往已经到了晚期，比如肺转移出现咯血，骨转移出现骨痛等，以及排尿困难这种类似于前列腺增生的表现。因此早期诊断的前列腺癌几乎全部是通过体检发现的，包括泌尿系统B超、直肠指诊，以及前列腺特异性抗原等化验提示患者

可能患有前列腺癌，再通过其他的进一步检查来确诊。

* 前列腺癌遗传不明显

王先生查出患有前列腺癌后，经过一段时间的治疗，病情得到控制，他开始担心这种疾病会不会遗传给自己的儿子。那么前列腺癌会不会遗传呢？

专家提示

前列腺癌遗传的倾向并不十分明显，不是说父亲得了前列腺癌，儿子就一定会得。欧美人前列腺癌的发病率比亚洲人高很多，有研究发现第二次世界大战后移居美国的日本人前列腺癌的发病率比日本本土人要高，但是又低于美国人。说明前列腺癌可能跟人种和生活环境，主要是跟饮食有关系。

* 饮食与前列腺癌

动物脂肪（饱和脂肪酸）的摄入量增加与前列腺癌的发病率增多有一定关系，从人群上说有这个倾向，就某一个人来说，并不是吃肉就会得前列腺癌。同样地，大豆蛋白、不饱和脂肪酸、维生素 E、绿茶等的摄入可以降低前列腺癌的发病风险，这也是从人群概念出发的，并不是说整天都喝绿茶，就一定不会得前列腺癌。

* 雄激素减少可以降低患前列腺癌的风险

有人对中国末代太监做过研究，发现到了老年，这些太监既不得前列腺增生也不得前列腺癌，这证明前列腺的生长，包括前列腺癌与睾丸分泌的雄激素有非常密

饱和脂肪酸，如动物脂肪的摄入量与前列腺癌的发病率高度相关，多吃可能会增加患病的风险。但绿茶、大豆蛋白、单不饱和脂肪酸，如橄榄油等的摄入有可能会降低患前列腺癌的风险。

切的关系。事实上，现在的部分治疗方法就是通过降低患者体内的雄激素而达到对前列腺癌的控制。

* 前列腺癌的治疗

有这样一些报道和研究，很多患者去世的时候，死因是心肺疾病或者其他病因，直到做尸体解剖时才发现这个患者有前列腺癌。也就是说，前列腺癌在他身体里，但是并不构成他死亡的原因。医生也观察到很多患者的前列腺癌发展得非常缓慢，因此在确诊前列腺癌之后，不要着急马上治疗，如果没有出现很严重的症状，可以先选择等待观察。观察期间一定要定期复查，在医生的指导下做进一步的决定。手术切除是前列腺癌的治疗方法之一，还有一种治疗方法叫内分泌治疗，通过切除睾丸或者用药物使体内的雄激素水平降低，这样肿瘤会萎缩，达到控制疾病进展的目的，但并不能完全消除。

王先生患了前列腺癌之后，老伴就特别注意给他补充营养，可王先生却听说得了癌症的人吃鱼、虾等海鲜会加速病情恶化，这种说法对吗？

专家提示

没有明确的证据说明前列腺癌需要限制某种饮食，相反，恢复期的癌症患者更需要补充营养，增加机体的免疫力。有的前列腺癌患者可以生存 10 年甚至更长的时间，他的日常生活可以与正常人完全一样，没有必要严格限制饮食。

40 岁以上的男性，每年要做健康体检。如果被诊断了前列腺癌，要理智对待，科学治疗，切忌自己乱用药，乱治疗。

第四十五章

了解前列腺

讲解人：王建业

北京医院党委书记、泌尿外科主任医师

* 前列腺疾病发病是否与年龄有关？

* 前列腺增生的症状是什么？

* 前列腺疾病的手术治疗有哪些？

是什么疾病，危害所有老年男性？排尿异常，是否扰乱您的生活？高发人群，您是否也在其中？北京医院党委书记、泌尿外科主任医师王建业，为您介绍有关前列腺的健康知识。

* 年龄越大前列腺疾病发病率越高

从组织学的角度讲，男性 40 岁以后前列腺就开始增生了；到了 60 岁以后，60% 左右的人都会出现尿频、排尿困难的症状；到了 70 岁左右，这种现象出现的比例在 70% 以上；到 80 岁 以 上，发生前列腺增生的患者接近 100%。

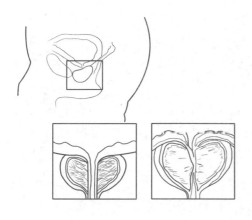

前列腺炎和前列腺增生，在一部分症状上是相通的，因为前列腺炎的患者由于炎症的刺激，也会引起尿频，甚至憋不住尿。

* 前列腺出现问题　影响排尿

前列腺位于膀胱的出口部，包绕着尿道的第一段。前列腺的功能是产生前列腺液，前列腺液是精液的一部分，最主要的任务是当精子排出体外时，起到营养精子的作用，就相当于鱼和水的关系，精子相当于鱼，前列腺液相当于水，精子排出体外以后只有靠前列腺液才能够生存 2～3 天。

前列腺增生俗称前列腺肥大，它会压迫尿道，向尿道凸入，甚至向膀胱凸入，严重的会影响尿液的流出，所以前列腺发生问题，首先出现的症状是排尿异常。当前列腺发生炎症以后，患者同样也会感觉到排尿的时候不舒服。

* 老年人易患前列腺增生和前列腺癌

青壮年经常患的前列腺疾病主要是炎症。有人统计过，男性成年以后，在步入老年期之前，至少有 1/4 的人在不同的年龄阶段患过前列腺炎。

前列腺增生和前列腺癌，都是典型的老年疾病。一般认为，前列腺癌绝大多数是在 60 岁以后才发病，40 岁以后前列腺就已经开始增生、肥大，但是真正需要治疗、有症状的一般在 60 岁以后。

* 前列腺炎与前列腺增生的症状不同

第一个区别：患前列腺炎的人多数会伴有疼痛，还会伴有一些其他的症状，比如下腹部不舒服，会阴部难受，甚至肛门周围有一些发凉的感觉，阴囊有时候会出汗、感觉潮湿等。

第二个区别：前列腺增生的患者，排尿除了次数多以外，多数患者尿线变细，排尿时间延长，甚至会出现严重的排尿困难。

前列腺癌早期没有症状，到了晚期常常与前列腺增生的症状有部分相似，比如排尿困难。因为癌症长到一定程度，同样会压迫尿道，影响排尿，还会出现血尿，甚至其他方面的症状。

* 前列腺增生的早期症状

1. 前列腺增生的早期症状一：尿频

正常人在白天一般是 4 个小时左右排一次尿，但是很多前列腺增生的患者，可能 3 个小时甚至 2 个小时就有尿意，比年轻的时候排尿次数增多。

2. 前列腺增生的早期症状二：尿程延长

年轻人在极短的时间内，就可以完成整个排尿的过程，而前列腺增生的患者，常常排尿时间要远远长于正常的年轻人。

3. 前列腺增生的早期症状三：夜尿增多

夜尿原来没有，现在有，或者原来一次现在变成两次，这种情况就可能是前列腺增生的早期症状。

* 前列腺增生的晚期症状

1. 前列腺增生的晚期症状一：排尿困难

排尿困难是指有尿意，但是排尿时觉得非常费劲。

2. 前列腺增生的晚期症状二：残余尿

感觉尿不干净，正常的人一次排尿的过程结束后，膀胱里剩余的尿液不超过 60 毫升，但是很多有前列腺增生的患者，一次排尿过程结束以后，膀胱里可以剩 100 毫升、200 毫升，甚至还有人剩 300 ～ 400 毫升尿液，这

前列腺增生的早期症状：尿频、尿程延长、夜尿增多。

前列腺增生的晚期症状：排尿困难、残余尿、尿路感染。

191

就是残余尿。

3. 前列腺增生的晚期症状三：尿路感染

会有一部分患者有反复的泌尿系统感染，尤其是下尿路的感染，也就是有尿道炎、膀胱炎等。

* 前列腺增生形成的两个相关因素

第一个因素就是寿命。早在 20 世纪四五十年代，中国男性的平均寿命是 39 岁，很少有人患前列腺增生这个疾病，而现在北京男性的平均寿命已经超过了 70 岁，前列腺增生的发生率就非常高了。第二个因素是饮食结构的改变，这也与前列腺增生有关，研究认为，高脂肪、高蛋白的饮食，会加速前列腺增生的速度。

生活条件越好，前列腺增生越易发。发达国家前列腺增生的患者人数在同等年龄组中，要远远高于不发达国家。针对中国而言，城市前列腺增生的发生率要比农村高，在城市里面白领阶层要比蓝领阶层发病率高。

*中度前列腺增生的治疗方法——药物治疗

所谓药物治疗，就是症状适度的，或者中等程度的前列腺增生的患者，已经有许多排尿的问题，这些问题已经影响了患者的生活质量，可以先用药物进行控制。而事实证明，药物对于控制前列腺增生，改善老年患者的排尿症状是很有效的。

* 重度前列腺增生的治疗方法——手术

手术分为两大类：一类是微创手术，另一类是开放性手术。对于药物治疗无效的，或者是药物治疗后症状部分改善，但是在药物治疗期间出现了其他并发症的患者，就应该考虑手术治疗。手术方法非常多，有激光治疗、微波治疗、射频治疗，同时有汽化、电切治疗，还有开放性手术，也就是打开腹部把前列腺摘除。

* 前列腺开放性手术治疗

前列腺像个橘子一样，打开外层皮，把里面的腺体挖掉，就等于打开橘皮把橘瓣掏走，然后再把皮缝上，这是对良性前列腺疾病的摘除手术。而前列腺癌的手术要从膀胱颈部一直到尿道括约肌，完整地横断切除，再把两端接上。

* 前列腺微创手术治疗

微创手术无论是微波、射频，还是激光、汽化，都是通过手术器械到前列腺的部位，利用热能把增生的地方消除。还有一种微创手术办法叫电切，就是看到增生的部位，一块块切下来，再把它取出来，因为前列腺很大，无法从尿道取出，只能像削土豆片一样，削成小片，再通过水把它冲出来。

* 前列腺增生的六大并发症

1. 前列腺增生并发症一——结石

前列腺增生如果不进行治疗，尿液排不干净，长期在膀胱里储存就会形成膀胱结石。

2. 前列腺增生并发症二——膀胱憩室

膀胱憩室就是膀胱本身是一道墙，由于每次排尿的时候，挤不出去或者很困难，尿挤到膀胱旁边，挤了一个洞，类似于形成了两个膀胱，而挤出来的那部分比较薄弱，称为膀胱憩室。

3. 前列腺增生并发症三——疝气

疝气和排尿困难有很大的关系。因为膀胱如果收缩力不够，前列腺增生，排尿费力，就要鼓肚子用腹压。总鼓肚子，小肠就会从薄弱的地方出来变成疝气。

4. 前列腺增生并发症四——尿毒症

前列腺增生最严重的后果就是影响肾功能，如果不及时治疗就会引起尿毒症。因为尿液不能完全排下去，存于膀胱里，会影响到输尿管和肾盂，形成积水，直接影响到肾脏正常的分泌和排泄，最终导致肾功能衰竭，也就是尿毒症。

5. 前列腺增生并发症五——血尿

一种是由于结石在膀胱里来回滚动与摩擦，会使膀胱出血；另一种是重度前列腺增生的患者，前列腺表面的血管是弩张的、充血的，随时都有可能因血管破裂而导致血尿。

6. 前列腺增生并发症六——反复尿路感染

假如有细菌在膀胱里，正常排尿时会起到冲洗作用，所谓流水不腐，此时是不会引起感染的。如果每次排尿只排出一部分，还有一部分总是残留在膀胱里，这种情况就会引起细菌感染，反复发生尿路感染。

前列腺增生六大并发症：结石、膀胱憩室、疝气、尿毒症、血尿、反复尿路感染。

* 有效控制前列腺增生的方法

1. 前列腺增生延缓方法一——加强锻炼

锻炼是与前列腺疾病有着特别直接关系的预防手段，老年男性朋友如果能够加强锻炼，增强自己的体质，对预防前列腺增生有好处。

2. 前列腺增生延缓方法二——清淡饮食

饮食上要低蛋白、低脂肪饮食，减少饮酒。饮酒以后前列腺会充血，本身前列腺增生尿道就比较窄，如果充血，那么受压迫尿道会更窄。

3. 前列腺增生延缓方法三——不主张吃保健药品

并不主张吃保健药品，很多保健药品里面含有激素成分，如果盲目使用，最大的问题就是有可能促进肿瘤的发生，特别是前列腺癌的发生。

4. 前列腺增生延缓方法四——不要憋尿

本身前列腺增生的患者，增生压迫尿道，给膀胱肌肉的收缩压力非常大，要比正常人收缩的力量大好几倍，才能把尿排出。如果憋尿，膀胱过度地充盈，那么肌肉的力量就相对薄弱，在这种情况下会排尿困难。

5. 前列腺增生延缓方法五——定期检查

定期到医院进行检查，必要的时候去调整治疗的方案，前列腺增生是不会影响生活质量的。

* 不建议做前列腺预防性切除手术

前列腺增生似乎是无法预防的，男性到了 40 岁以后，恐怕都会存在这个问题。如果在 40 岁左右的时候，把前列腺摘除，能不能起到预防作用呢？但凡是手术都有一定的风险，不到万不得已的情况下，医生是不主张患者去冒这种风险，进行预防性切除的。另外，前列腺切除手术后，多数患者的性功能会不同程度地受到影响。在国外，60 岁左右的年龄段，还有人是有生育需求的。如果对前列腺做了预防性的切除以后，生育能力将会丧失。基于这个考虑，目前还没有专家提议或者倡议做预防性的前列腺切除。

有效控制前列腺增生的方法是加强锻炼、清淡饮食、不要吃保健药、不要憋尿、定期检查。

第四十六章

爱动的结石和膀胱

讲解人：王建业

北京医院党委书记、泌尿外科主任医师

* 尿路结石是如何形成的？
* 什么是膀胱过度活动症？

结石在人体中是可以移动的，它的疼痛出现急促且容易与其他疾病混淆。而膀胱过度活动症经常给患者带来尿频、尿急的尴尬。这爱动的结石与膀胱过度活动症该如何治疗和预防？北京医院党委书记、泌尿外科主任医师王建业为您讲解。

* 结石形成的原因

结石的形成与地域分布和体内钙磷代谢是否异常以及喝水多少有直接关系。在我国有三个地方属于结石的高发区，第一个是广东，第二个是福建，第三个是新疆的南部，也就是南疆。我们平时喝的汤中，钙、磷含量比较高，此外还有一些微量元素。如果喝水少，天气热，容易出汗，尿量就会相对减少。这样很容易有结晶的析出而产生结石。但是更重要的是体内钙磷的代谢异常。这种代谢异常的人属于结石体质，容易得结石。

小王每天饭后都要去外面散步。这天，他刚出去没多长时间，右腹部就出现剧烈疼痛，他想起自己去年也曾出现过一次，当时诊断是阑尾炎，并且还及时做了手术。

家人急忙将他送到医院，医生诊断他是尿路结石。

专家提示

如果结石处在输尿管的中下段，疼痛的症状很容易与阑尾炎相混淆，经常被误诊为是阑尾炎，做了阑尾切除手术。因为做手术要打麻药，要输液，输尿管的肌肉可能变得松弛，石头会掉下去，就缓解了疼痛，以为是治愈了。因此，发病时需要仔细检查鉴别。

尿路结石是一个大概念，包括肾结石、输尿管结石、膀胱结石和尿道结石。大部分的结石都发源于肾脏，但通常在检查时，结石在什么部位发现，就称为那个位置的结石。比如，检查时发现结石在输尿管，就称为输尿管结石；发现结石在膀胱，就是膀胱结石。

输尿管有三处生理性狭窄，第一处是刚从肾脏出来的时候，肾与输尿管交界处有一个狭窄。第二处就是跨越盆骨的入口。由于有髂血管压着，所以会引起狭窄。第三处就是跟膀胱接口的地方。人在睡觉的时候全身的肌肉是松弛的，结石在比较松弛的情况下是可以动的。如果突然有体位改变，结石往下走，卡在这三处狭窄的位置，就会出现剧烈的疼痛。体位的改变和运动都可能导致疼痛发作。

＊ 结石的治疗与预防

如果结石小于 0.8 厘米，通过多喝水、多运动、服药的方法，可以使肌肉松弛，方便结石排出；如果结石较大，可以通过体外碎石和微创的方法碎石。体外碎石虽然不用开刀，但是它定位不准，且对其他脏器是否存在损伤还不确定。微创碎石是现在比较推荐的方法。

结石处在输尿管的中下段，疼痛症状可能与阑尾炎相混淆，发病时要仔细鉴别；尿路结石包括肾结石、输尿管结石、膀胱结石和尿道结石；体位的改变和运动都可能导致结石疼痛复发。

结石小于 0.8 厘米，可通过多喝水、多运动和服药的方法排出结石；结石较大，可以选择体外碎石和微创碎石的方法。结石病关键在于预防，要多运动、多喝水，尽量少食用刺激性的食物。针对结石的成分，可以制订相应的食谱，避免再次结石。

结石的生长与体质对钙磷的代谢有关。同时，有些人生活习惯不好，不爱运动，不爱喝水，很容易造成结石的反复生长。辣椒是刺激性食物，第一反应是刺激胃肠道。但是肠道和输尿管一个在腹膜前，一个在腹膜后，离得很近，因此，如果吃了刺激性的东西就会影响输尿管的蠕动，促使结石往下走，从而出现疼痛。巧克力含草酸比较多。草酸代谢后要通过尿液排出。如果草酸和钙在尿液里面结合，又不能及时全部排出去，就比较容易形成结石。但是有结石体质的人即便终生不吃巧克力，也照样得结石。

结石有很多种，有草酸钙结石、磷酸钙结石和尿酸结石。根据结石的成分来给易患结石的患者制订一些相应的食谱，会大大降低这一类患者再次产生结石的可能性。多喝水可降低尿液浓度，水质过硬容易导致过多的钙在体内存留。此外，晚上适当饮水也可以降低结石发生的可能。

＊膀胱过度活动症的治疗及预防

膀胱过度活动症以尿急为主要症状，合并有尿频、尿失禁，包括夜尿增多等症状。根据国内的调查，现在 40 岁以上的人无论是男性还是女性，膀胱过度活动症的发生率都在 11% 以上。尿频未必都是膀胱过度活动症引起的。神经性尿频是因为精神过度紧张而出现的一种正常的生理反应，不是疾病。反复的尿路感染、机械性梗阻、脊髓受损以及膀胱的退行性病变，都会造成膀胱过度活动症的出现。但是儿童的尿频是由于大脑和肾功能还没有发育全面造成的，并不算疾病。

目前治疗膀胱过度活动症的方法，主要有治疗原发病、膀胱功能训练和药物治疗三种。老年女性经常会有反复的尿路感染、慢性炎症，这也会导致膀胱活动异常，通常这个时候就要根除反复的尿路感染，从而改善排尿异常的情况。而所谓定期排尿就是一种膀胱功能训练，比如从 1 个小时开始，隔 1 小时排一次尿，然后逐渐根据患者的情况再延长到一个半小时、两个小时。人能够在白天憋到两小时以上就属于正常。轻度的膀胱过度活动症通过膀胱功能训练就能够恢复。还有一部分患者除了要进行膀胱功能训练外，还需要药物治疗。这种药物叫做 M 受体阻滞剂。它是一种使肌肉松弛的药，对肌肉有麻痹的作用。比如女性笑的时候怕有皱纹，现在美容上有一种办法就是打抗皱纹针，打入肌肉内的就是 M 受体阻滞剂。它能麻痹肌肉，笑的时候肌肉不活动，也就没有皱褶。治疗膀胱过度活动症的药物跟这种美容针是相似的，但需要口服，它可以使膀胱感觉上会麻木一些，患者在有重要活动的时候才会选择服用。

　　长期憋尿对健康不利。如果是年轻人，膀胱的肌肉功能非常好，通常憋尿五六个小时也没有问题。但对于老年人来说，如果白天憋尿大于 4 个小时，膀胱就会过度张开，膀胱的肌肉就会受到损伤，导致无法恢复到正常状态。

预防膀胱过度活动症，首先要尽量少饮用刺激性的饮品，咖啡、酒、烟对人的影响很大，长期饮用咖啡、啤酒和吸烟的人，发生率会高一些。因为这些东西会刺激膀胱兴奋。其次要注意控制体重。研究认为，过度肥胖的人比较容易患膀胱过度活动症。对中老年女性来说，可以做一些盆底肌肉的训练，会延缓或减轻疾病的发生。

第四十七章

前"腺"保卫战

讲解人：邢念增
首都医科大学附属北京朝阳医院副院长、泌尿科主任医师

* 前列腺炎会发展成前列腺癌吗？
* 前列腺癌是否可以根治？
* 槲皮素对前列腺癌是否有预防作用？

在美国，每6个男性中，就有一个前列腺癌患者，而且死亡率较高。在我国，因为生活条件、环境等各方面因素，导致前列腺癌的发病率也在不断增高。尤其是北京、上海这样的大城市，前列腺癌的发病率越来越高。前列腺癌症状比较隐匿，怎样早期发现？又该怎样治疗和预防呢？首都医科大学附属北京朝阳医院副院长、泌尿科主任医师邢念增为您解答。

* 前列腺是男性重要的性腺器官

前列腺是男性特有的性腺器官。前列腺形状像栗子，与膀胱相连，中间有尿道穿过。前列腺是人体非常少有的，具有内、外双重分泌功能的性分泌腺，对于男性的健康至关重要。

常见的前列腺问题包括前列腺炎、前列腺增生和前列腺癌。40岁以上的男性就可以出现前列腺增生的情况，而前列腺癌多发生在50岁以上的男性。无论是前列腺增生，还是前列腺癌，都会导致男性出现排尿困难，而且

两者还可能同时存在，如果放松警惕，很容易漏诊，延误病情。年龄超过50岁的男性，如果出现排尿困难，一定要提高警惕，到医院做B超检查，尽早排查前列腺癌。

前列腺炎和前列腺癌没有直接关系，得了前列腺炎不会转化成癌症。无菌性的前列腺炎可以自愈，不用过分担心。

前列腺癌除了会出现排尿困难外，还会出现尿血、低烧、腰疼、贫血等症状，此外前列腺癌最容易发生骨转移，造成骨痛。

* 前列腺癌的检查

2010年，纪先生出现了排尿困难、会阴部坠胀的问题。他去医院做了指检，结果发现他的前列腺上长了一个结节，而且还特别硬。这引起了医生的注意，要求他做前列腺特异性抗原（PSA）检查，检查结果是4.6，刚刚超出了正常标准。他当时以为是炎症，就没太在意。直到两年后的2012年，纪先生又去做检查，PSA值居然高达13.38，经过进一步检查，最终被确诊为前列腺癌。这PSA是诊断前列腺癌的重要指标吗？

专家提示

50岁以上的男性就需要关注前列腺的健康，前列腺癌必要的检查项目有前列腺特异抗原（PSA）、直肠指检、B超、核磁、穿刺活检。前列腺特异抗原是检查前列腺癌的重要指标。如果PSA超过4，就有患前列腺癌的可能。建议50岁以上的男性，每年体检也要检测PSA的数值，防患于未然。

* 前列腺癌的治疗

前列腺癌传统的治疗方法，是把前列腺连同睾丸一起切除，但是这样的手术方式会使患者术后的生活质量大打折扣，更严重的是复发率非常高。而前列腺癌患者纪先生虽然年事已高，但是身体状态特别好，没有慢性病。所以综合各方面条件，医生给他做了前列腺癌微创根治术。

早期的前列腺癌是完全可以治愈的。假如肿瘤细胞没有转移，医生把肿瘤完全切除，包括前列腺、精囊腺、一部分输精管，再把膀胱和尿道接在一起，恢复排尿连续性，保证患者正常排尿，这就属于前列腺根治术。现在做的前列腺癌微创根治术通过腹腔镜的方法，只需在腹部打几个小孔就可以完成手术，创伤非常小。

* 槲皮素与前列腺癌

槲皮素在 2000 年之前，主要用于治疗慢性支气管炎，而与男性前列腺癌的治疗并没有关系。2001 年邢念增副院长在知名的医疗杂志《癌变》上发表了一篇关于槲皮素遏制男性前列腺癌的论文，这篇论文一经公布就引起了美国泌尿外科的轰动。

该论文研究发现，槲皮素有抑制前列腺癌的作用。一方面，它可以促使前列腺癌细胞凋亡；另一方面，槲皮素可以减少雄激素受体，从而扼制前列腺癌。此外，槲皮素还有消除疲劳、抗氧化、治疗前列腺炎的作用。

槲皮素在自然界中广泛存在，通过食补就能获得。洋葱、苹果、绿茶、红葡萄酒等都含有丰富的槲皮素，男性朋友不妨常吃。

虽然槲皮素有抑制前列腺癌的作用，但是不能完全代替手术。手术才是治疗前列腺癌效果最好的方法。